健康生活館

Healthy Life

55

張步桃治大病

國家圖書館出版品預行編目資料

張步桃治大病：看中醫如何辨證論治，妙手回春
／張步桃著. -- 二版. -- 臺北市：遠流, 2010.06
面；　公分. --（健康生活館；55）

ISBN 978-957-32-6656-3（平裝）

1. 病例　2. 中醫

413.8　　99010039

健康生活館 55

張步桃治大病

── 看中醫如何辨證論治，妙手回春 ──

作者──張步桃醫師
主編──林淑慎
採訪編輯──林宜昭
特約編輯──陳錦輝
封面設計──阿致
封面攝影──陳輝明
發行人──王榮文
出版發行──遠流出版事業股份有限公司
臺北市 104005 中山北路一段 11 號 13 樓
郵撥／0189456-1
電話／2571-0297　傳真／2571-0197
著作權顧問──蕭雄淋律師
2010 年 6 月 16 日 二版一刷
2023 年 7 月 16 日 二版十刷
售價新台幣 250 元

ISBN 978-957-32-6656-3
遠流博識網
http://www.ylib.com
E-mail:ylib @ ylib.com

張步桃治大病

看中醫如何辨證論治，妙手回春

張步桃醫師◎著

目錄

□自序
□卷頭語／生活處處是中醫
1. 老化問題……23
【醫案】攝護腺肥大／生理年齡與心理年齡／藥物抑制成效有限／延緩老化是廿一世紀醫藥課題／男人的老問題：攝護腺／頻尿現象／免疫功能問題／骨質疏鬆不論男女／從食物中攝取膠質／養身養心都重要
2. 肺部症狀……45
【醫案】氣胸／蓮藕汁修身補體／緩解氣喘先辨熱寒／抗煞有方／中醫西醫大不同
3. 皮膚疾患……57
【醫案】皮膚病／紅斑性狼瘡／皮膚連通呼吸系

統／富貴手／皮膚癢／中醫有方，標本同治

4. 肝膽疾病……69

【醫案】急性肝炎／肝爲罷極之本／中醫看診見微知著／肝病治療不從肝醫／從尿液看健康／抽筋也與肝有關／論治肝膽病，陰陽分兩類／柴胡系列治療肝膽／茵陳系列也有效／愼服藥，養肝血

5. 中風與其他腦部疾病……91

【醫案】中風／激發求生意志／中風的成因／中風處理的方式／多元方式輔助治療／左血右氣／防風通聖散治高血壓中風／中風復建良方／玉屛風散祛風有效／大秦艽湯治中風後遺症／淸震湯治水腦症／扎針最能救急／現代人的殺手：腦瘤

6. 高血壓問題……119

【醫案】高血壓／高血壓的程度因人而異／原發性高血壓／繼發性高血壓

7. 心臟病症 …………………… 129
【醫案】心臟室中隔缺損／木防己湯治心臟內膜積水／四逆湯、生脈飲／開刀不如服中藥／一味丹參功同四物／飲食大有關係／晚睡爲萬病之本／心悸用柏子仁／中醫具象又科學／蛋黃油：優良強心劑

8. 情緒與精神疾病 …………………… 151
【醫案】精神官能症／生活壓力大，精神疾病多／中西合作，實在不錯／麝香：最神奇的通竅藥／中醫的安神方／甘麥大棗湯平常但神奇／柴胡、逍遙，安緒、解鬱／百合病用百合方／產後憂鬱／清心蓮子飲治七情病變

9. 糖尿病與消渴症 …………………… 173
【醫案】糖尿病／血糖與糖尿病／消渴不等於糖尿病／中消症善用承氣湯系列、甘露飲／下消比較接近糖尿病／降血糖簡易方／糖尿病與飲食高

度相關／飲食控制非常重要

10. 腫瘤病及日常療養……………………191

【醫案】頸動脈瘤、頸部淋巴腫／十大死亡疾病之首／癌症與生活、個性有關／鼻咽癌／喉癌／口腔癌／食道癌／皮膚癌／胃癌／各種腸癌／肝癌／胰臟癌／血癌與骨髓移植／淋巴癌／其他癌症／腫瘤靈藥：仙方活命飲／小柴胡湯系列治療癌症／食療與心療

11. 婦女疾病與不孕症……………………237

【醫案】不孕症／不孕症／安胎首選桑寄生／重大病症／更年期不分性別／與腎水有關的都用腎氣丸

自序

壬午（二〇〇二）年夏，承遠流出版公司鼎助出版發行《張步桃開藥方》，至今忽忽兩載矣！自該書出版以來，一路暢銷，迭創佳績，並榮登書店銷售排行榜。揆其原因固與遠流之行銷網遍及全球和編輯設計之精良有關，而內容之雅俗共賞、淺顯易讀、有效實用，亦爲其主因也！陸續有從世界各地獲讀該書而回國求診者，可謂影響深遠。

原本在《張步桃開藥方》出版後，接踵計劃於癸未（二〇〇三）年底，增添相關內容文稿，發行第二冊，奈何文字記者宜昭俗務繁冗，多所蹉跎，延至甲申（二〇〇四）年暑月，歷時兩寒暑，《張步桃治大病》千呼萬喚始問世。

本書繼開藥方一脈相傳，層次境界雖有提昇，但仍秉持通俗化、普及化之原則，其中部分醫案係由謝發嶽君整理，謝君出身軍旅，曾任三軍大學教務長，熱愛中醫藥，已通過中醫師檢定及格，學養俱佳，文思敏捷，不媿爲斲輪老手。

本書內容主題重點意在探討疑難雜症之發病原因、病理機轉及防治原則，雖未能盡癒諸病，但或能彌補現代醫學之所未逮，苟能相輔相成，未嘗不是人類一大福祉也。

疾病固然棘手，但若能坦然面對，祛除心理障礙，相信能遠離病痛，重登壽域！值此《張步桃治大病》刊布之際，特綴數語，是爲之序！

張步桃

寫于甲申年六月二十九日・百佛居

外孫女幽探滿四周歲之日

〈卷頭語〉

生活處處是中醫

生活就是中醫，養生保健要靠自己。

不要隨便以身試藥

傳統醫學不像西醫所想像的那麼深奧，所討論的、所在乎的不過是人的問題。每個人都應該最了解自己的身體，但我發現，大家寧可相信那些冷酷的死儀器，竟然不相信自己身體的敏感；而且有很多人，每天都在自己嚇自己。有人每天要量六次血壓，每量一次就高一次，為什麼？因為緊張！一緊張，血管肌肉神經就收縮、痙攣，血壓當然升高，這不就是在嚇自己嗎！血壓一高就開始吃降血壓藥，而現在的降血壓藥，幾乎都是利尿劑。你要知道，如果人體中的鉀離子被帶走太多的話，就會造成水腫，腎臟就發生問題。

國內部分藥品外銷到歐洲，其中有些都是減肥藥，很多減肥藥裡都有利尿的功能，因爲人體中水分占了七〇%，也就是說，六十公斤的體重，水分占了四十二公斤。中藥裡，像車前子、木通、澤瀉，都是利尿劑，所以那些減肥藥多半是透過車前子、木通、澤瀉，等於像脫水一樣，讓你體重變輕，但是會有後遺症，就是常常導致腎臟功能發生障礙。

所以我要呼籲大家，千萬別輕易地以身試藥。連我們這些專業人士，都不太敢隨便地以身試藥。因爲在《黃帝內經》的「五常政大論」裡有一段話：「大毒治病，十去其六。」意思是說，用毒藥治病，治到六成左右就必須停下來。現在不是這樣，像化學治療、放射治療，不是就是把好的、壞的一起消滅，結果最後的結果是同歸於盡。

老祖宗對人體器官不是視爲一個獨立單位，而是像政府的有機體，發號施令的就是君主，所以說心叫君主之官，君主就是最高的指揮系統；肝叫將軍之官；脾胃叫倉廩之官，因爲脾藏是統籌分派血液的，所以說脾統血，當血小板不夠時，現代醫學便會馬上懷疑是否爲脾腫大或肝脾腫大，因爲人體中血液如果太多的話，脾臟本身就會把血吃掉，它就是在統籌調配血液，如果照超音波的結果發現不是肝脾腫大，那下一步驟就是做骨髓穿刺，看看是否爲骨髓裡有病毒，將製造出來的血液全部給破壞掉了？但是知道這些原因又有什麼用呢？

中藥裡可以製造血液的如黃耆，是補氣的藥，加上當歸，就這兩味藥而已，當歸是繖形科植物，繖形科植物都含有精油類，都屬芳香，香菜也是繖形科植物，很多皮膚病的患者，服用抗組織胺後，常會想睡覺，很多皮膚科醫生就拿類固醇給病人吃，吃了以後會變成月亮臉、水牛背，但我用香菜泡酒，將香菜洗淨後泡酒，然後擦拭在搔癢處，香菜的精油可以和酒精一起將沉澱在皮下的廢物給蒸發出來，皮膚癢自然就好了，就算是沒效果也沒有傷害。

芹菜也是繖形科植物，而且所有芳香的藥、芳香的植物都通竅，肯定對腦竅都會有幫助，所以腦袋瓜不靈光的人要多吃這類的食物，能讓你通腦竅，腦竅通了，記憶力就增加，假設鼻塞了，若聞到炒辣椒的味道會打噴嚏，道理也在此。

五臟與外在器官的連結

其實中醫的基論理論並不深奧，人體的肝、心、脾、肺、腎，與身體的外在器官都是有連繫的。為了讓讀者對中醫更有概念，在這篇〈卷頭語〉中，我特別就人體的重要器官做一個簡單的介紹。

◎肝：將軍之官，開竅在眼

肝開竅在眼睛。現代醫學很納悶，為什麼中醫治療眼睛都是從肝臟治療？這是很有意思的，所以很多眼睛的病變，包括眼睛癢、眼睛紅、眼睛腫、眼睛痛、見風流淚、眼睛乾澀，中醫常用養肝血的藥，枸杞、菊花、鮑魚，就是入肝的，吃了，功能就恢復。

說起來，人類的肝臟實在很可憐，從人出生開始就無怨無悔地替人做工，但是人天天傷害它，例如每天晚睡，大家知道，人的身體裡有十二經絡，從晚上十一點到一點，也就是子時的時間，那是膽經的時間，一點到三點是丑時，是肝經的時間，在二千年前古老的中醫文獻《黃帝內經》裡就已告訴我們，當人在休息時，血液就回流到肝臟。

《黃帝內經・素問》第九章有一句話：「人血臥則歸肝。」兩千年的老祖宗就有這概念，所以當半夜一點到三點的丑時——肝經的時間——不休息的話，血液就要繼續不停地燃燒，這就好像銀行的存款，不存，天天提出來用，早晚有一天是會變成空頭。肝臟就是人體血液的銀行、血液的倉庫，需要隨時存入，結果有很多人天天透支，所以我說人體的肝臟實在很可憐，要接受一大堆的垃圾，因為所有的汙染到了人體內，第一個要應付它的就是肝臟。所以老祖宗稱肝臟為將軍之官，是專門為人們打仗的，任何不屬於人體內的外來敵人，肝臟馬上就去對付它，所以人體有那麼多的狀況需要肝臟應付，但有些人還要虐待它，使得肝癌一直在全國十大癌症排行榜中名列前茅。

我曾經在苗栗大湖住過一陣子，當時發現很多肝癌患者都非常年輕，我想是因爲這一輩年輕人吃下太多灑了農藥的食物，比如說我們的稻米、蔬菜、水果等，我常常建議人們最好不要吃草莓，我自己大概也有六、七年時間不吃醬油了，因爲現在的醬油大概都不會發霉，是化學的、人工的，實在是很恐怖。我希望大家能基於這種理念，不要自找汙染，然後懂得怎樣處理自己的事物。因爲「大毒治病，十去其六；小毒治病，十去其七；無毒治病，十去其八；常毒治病，十去其九；最後要靠穀、肉、果、菜，食養盡之，無使過也。」食穀、肉、果、菜，都不要超過，所以什麼事情都不要太過，例如本來可吃三碗飯，最好只吃兩碗或一碗半，這樣腸胃的負擔會比較減輕；若大吃大喝，結果是自個兒腸胃遭殃，所以要能夠了解自己的身體。

◎心：君主之官，開竅在舌

心開竅在舌頭，這心，一方面與心臟的心有關係，一方面大部分是指大腦，現在很多舌頭痛的人，主要是因爲不睡覺，太累，消耗心臟，讓血液不能正常地回流到心臟，心臟是負責要把血液送出去的。我看過幾個舌頭痛的，他們一開始找西醫看，做了電腦斷層，其中有兩個病歷就是不聽我的勸告，做了組織切片，各位想想看，舌頭破一洞已經很難過，還要挖一塊肉去做組織切片檢查，有個姓劉的，四十歲，結果切片以後，不會講話，不會吃東西，這是肯定的，破個洞，碰到冷的、熱的，一定痛得要死的。

台南有個媽媽，生完寶寶後，舌頭痛，痛了六個多月，到某大醫院做檢查，從電腦斷層到所有檢查，都查不出所以然來，她就到市立醫院附設中醫部看診，中醫實在告訴她，從文獻中很少看到這種病歷，於是帶著她千里迢迢到台北來。我告訴他，這理論很簡單，心開竅在舌頭，因而用入心的藥，入心的藥很多，能通腦竅的大概都會入心，川七，與人參同為五加科，所有五加科的都有強心作用，人參、川七，那就找一個處方，找幾味能夠通腦竅的，有一味藥叫菖蒲，是天南星科的，肯定能夠通腦竅，所以不會講話，沒有聲音，中風以後意識中樞受損，記憶力完全喪失，就要用通腦竅的藥。「生脈飲」，或者叫「生脈散」，含有人參、麥冬、五味子三味藥，麥冬是百合科的，有強心作用，所以能「生脈」，就是表示有強心作用，脈才會表現出來，於是我用生脈飲，加蒲黃、遠志。

考生就適合吃菖蒲、遠志，保證記憶力增強。孔老夫子有個方叫「孔聖枕中丹」，其中就有菖蒲、遠志，保證很靈光，每次考試前吃一瓶，高三的學生大概可以增加五十分。因爲它能通竅，而遠志也有皀素成分，可以把腦血管栓塞的部分融解掉，人之所以會痴呆，就是腦血管的血液循環比較緩慢，腦細胞含氧不夠，所以要刺激，讓腦細胞活化。現在很多人都晚睡，白天是陽，晚上是陰，太陽是陽，月亮就是陰；氣是陽，血就是陰；男是陽，女就是陰；手背是陽，手心就是陰，所以手心內面都是陰經。人體的六條陰經一定都在內側，大腿內則一定走陰經，外緣一定走陽經。晚睡就是耗陰，有形、看得到的都是陰，血液、水分、營養物質都是陰，因而不斷消耗，舌頭就破了。

◎脾胃：倉廩之官，開竅在唇

脾胃開竅在嘴唇。女性看診時，最好不要太濃妝，這樣才看得到「英雌本色」。通常嘴唇蒼白，往往代表腸胃消化系統很差，幾乎沒有例外。沒有血色，就是表示營養不能供應，才會表現在嘴唇蒼白。在大拇指和食指中間厚厚的地方，叫做「魚際」，是管腸胃的，一般正常的人應該都有點血色，若呈現青青的，而且扁扁的，腸胃功能一定有問題，大便不成形，手腳冰冷。

有個師大音樂系的小女生，主修鋼琴，她腸胃不好，有一天，她的手整個僵硬，她媽媽打電話問我怎麼辦，因爲這是腸胃有問題，就要吃些健脾胃的藥。我也看過一個案例，是一位張姓金融從業人員，他的嘴唇隨時都可像剝保鮮膜一樣剝皮下來，體重咻一下就掉了二十公斤，我告訴他你百分之百是脾胃問題，但是所有的胃鏡、大腸鏡等醫療檢驗報告都正常，他很詫異，其實這是因爲脾胃開竅在嘴唇，而中醫有分虛症、實症、寒症、熱症，嘴唇紅裂，眼睛一直長眼屎，嘴巴乾，常常長口腔炎，尿少色紅，幾天才解一次便，乾乾硬硬的，這是熱症，結果他還吃羊肉爐、薑母鴨、火鍋，一吃聲音完全沒有了，醫了八個星期才好，所以體質是熱症，就應避免燥熱的食物。

另外像中壢一位賴小姐，有回一次吃了約兩斤半的龍眼，導致整個淋巴腺腫起來，我的診斷是：她常長眼屎，便祕、口乾舌燥，體質燥熱，怎可一次吃兩斤半的龍眼？總之，大家要多了解自己體質屬性，如果嘴唇蒼白，口水很多，冬天手腳都冰冷的，尿多色白，大便從來都不成形的，就是標準的寒症，得避免冰冷的食物，多吃溫性的食物。

◎肺：相傅之官，開竅在鼻

肺開竅在鼻腔。《五臟生成論》裡有一句話：「心肺有病，鼻爲之不利。」台灣地區鼻病的人口特別多，尤其是台北，溼、冷、空氣汙染。很多人到了中部、南部——東部較好，鼻病就好了，不像台北始終下雨，一直潮溼，鼻腔黏膜始終在充血；再加上現在的飲食文化，《內經》裡說：「形寒飲冷則傷肺。」形寒就是身體受寒，所以要多注意氣象報告，寧可多帶一件衣服；可是現在的孩子很麻煩，下雨還不打傘，一直淋雨；淋了雨就是形寒，形寒飲冷，飲冷當然是自找的。形寒飲冷替台北市製造了四十六萬氣喘病的小孩。

人體的氣管有一定的口徑，碰到冷，馬上就收縮，道路就變得狹隘了，氣體出入、交換當然就受到影響，所以氣喘病人只要一吃冰冷就發作，一到秋天冬天就發作。「心肺有病，鼻爲之不利。」所以治療鼻子的毛病，肯定從強心補肺氣著手。剛剛提到心包經，你就按摩它，而在手陽明大腸經上有個合谷穴，就給它同方向地搓一搓，這樣可刺激它產生熱能，就比較能適應外面的冷空氣。很多鼻子過敏的人，如果每天能自己這樣做，早上起來打噴嚏的次數就減少了，甚至過了兩個月以後就不打噴嚏了，我自己都是這樣做的，偏偏很多人就是要吃抗組織胺，吃得人懶洋洋、愛睡覺，更嚴重的還吃類固醇，實在得不償失。

既然肺開竅在鼻腔，又該怎樣補肺氣呢？就給一個屛風吧！人怕風，就給屛風，所以有個處方叫「玉屛風散」，只有三味藥，非常的簡單，第一味是黃耆，它有補肺氣的作用，對腸胃系統也能夠發揮作用，是豆科植物，與甘草同科；第二味是白朮，是菊科植物，對人體消化系統有補脾胃的作用；第三味是防風，叫防風，肯定有預防風邪的作用，在人體穴位有叫風池的，不管穴位或藥物，名字裡有風的，都有抗過敏的效果。防風是繖形科植物，含有精油類，對於全身的過敏，包括皮膚過敏或感冒引起的頭痛等症狀，都能發生作用。黃耆、白朮、防風，組成玉屏風散。另外，玉屏風散可搭配腸胃藥或其他處方，一起來達到預防感冒的效果。

又因爲肺開竅在鼻腔，當感到胸悶時，就用強心劑，或剛剛提到含有皂素的藥物如桔梗；另外還有貝母，有一種叫川貝，顆粒很小，像珍珠一樣，因而也叫珠貝母，或叫川貝母——生長在四川；浙江產的就叫浙貝母，浙江省產貝母最大的地方是象山群島，所以又叫象貝母，顆粒比較大，通常風寒外感用象貝母比較多，平常保養氣管則用珠貝比較多。平常如果鼻涕是濃濃黃黃的，痰是黃稠的，我們可將梨的蒂切開，將心挖出，裝填約十到二十個川貝母，蓋回蒂頭，放進電鍋蒸，然後梨肉連貝母一起吃。梨本來是潤肺的，而貝母又含皂素，可以把痰融解掉，梨本身是屬於涼性的，如此吃貝母燉梨，就可把痰化掉，濃稠的鼻涕也改善了，這樣多好啊，而且縱使沒有效也不會有傷害，又可以把肺葉中黏黏的東西融解掉。還可以再配合川七粉，它有強心作用，配合蓮藕，專門清除血管中阻塞或沉澱的東西。

◎腎：開竅在耳，作強之官

腎開竅在耳，是作強之官。作強就是免疫功能的問題。現代有很多病變，實在找不到病因時就歸罪於免疫系統，不管是氣喘病、皮膚病像紅斑性狼瘡等都歸於它，那有什麼方法呢？有什麼藥可以醫？通常補氣、補血的藥，都有增強免疫功能的效果。治療紅斑性狼瘡，我提供蓮藕，還有仙鶴草。仙鶴草有兩種說法，一種認爲是薔薇科的植物，一種認爲爵床科的植物，由於所有薔薇科的植物都有收斂的作用。有一句傳說：「每日一粒蘋果，有健胃整腸的效用。」這是肯定的，因爲蘋果有止瀉作用。

人體脾胃屬土，肝膽屬木，心與小腸屬火，呼吸系統屬金，所以肺不能被汙染，金不純價值就受影響了。而腎臟、膀胱系統是屬水，人體所有水分都是腎臟在管轄的，如果口水或鼻涕或尿液太多的話，中醫在處理時一定是朝這個方向。所以腎是作強之官，可以增強免疫功能；也因此，補腎就能改善這些現代醫學完全沒有辦法治療的狀況。

我始終強調，傳統醫學的理論不深奧，幾乎每個人都可以透過淺顯的資料內容來建立觀念。如果懂得一點處方，或一些天然藥材，就可以處理人體呼吸系統和消化系統的問題。如果能掌握這兩個系統，在很輕微時就處理好了，肯定就不會演變成比較重大的問題。

不幸眞的碰上重大的病症，傳統醫學一樣幫得上忙。在本書中，我將重大疾患分為十一章：老化、肺部症狀、皮膚病、肝膽病、腦部疾病、高血壓、心臟病、精神病、糖尿病、腫瘤，以及婦科病；每章一開始，我都會先描述一個成功的醫案，再詳細說明各種疾患的成因與預防、治療之道。你會發現，除了開刀手術、化學治療之外，你還有更好的選擇：中醫。

1 老化問題

◎【醫案】攝護腺肥大

病歷號碼：82884

姓名：韓□□　一九六一・一一・一〇生

初診：二〇〇三・〇七・三〇

主訴：攝護腺炎，肛門左後陰、會陰部腫

患者二〇〇一年八月出現主訴症狀，經某中醫治療，初期有效，之後復發。站立較久時，左小腹會痛。

初診以豬苓湯加懷牛膝、車前子、冬葵子、烏藥、金錢草、白茅根、石葦等治療。豬苓湯是仲景先生傷寒方，在《傷寒論》的〈陽明篇〉與〈少陰篇〉各出現一次。一般溼盛、熱盛引起攝護腺炎都可以用。

懷牛膝、川牛膝都屬莧科，如果用於壯筋骨用川牛膝，如果用於滋潤則用懷牛膝。

車前子是車前草科，歷代醫家提到，車前子利水但不傷陰，泌尿系統病變常用藥，也是眼科疾病很好的一味藥。

冬葵子屬錦葵科，性黏滑，有滑動作用。南北朝時的徐士材先生，治病十劑，即宣、通、補、瀉、輕、重、滑、澀、燥、溼中，滑可去「著」，著的意思就是「附著」，藉冬葵子滑動的功效，使攝護腺獲得改善。

烏藥屬樟科，內含豐富精油，是一種很好的行氣藥。

攝護腺炎必然紅腫熱痛，難免影響到攝護腺周邊，所以肛門、會陰部會有腫脹灼痛感，而治療炎症就應把握《黃帝內經》的寒症用熱藥，熱症用寒藥治則。對攝護腺炎，我用白茅根，就是清熱、涼血，也是很好的利尿劑，這也是正治法。石葦屬蕨類，內含生物鹼，對抑制病毒有很好的效果，像這一類的病症，幾乎一週就緩解。

八月六日二診告知，症狀已經改善，即去冬葵子、烏藥、石葦，加檳榔、澤蘭、延胡索。延胡索是所有治療痛症最理想的藥；檳榔在藥物學中提到「性如鐵石」，我問過很多學生，爲什麼檳榔性如鐵石，可惜大家讀書不求甚解，所以大多瞠目以對，不知如何回答。其實鐵石必然重墜，也就是不能發散，定有往下的作用，所以檳榔功在往下發展，也是很好的健胃殺蟲劑。澤蘭則有利水作用。

八月十三日三診，患者告知症狀緩解很多，所以用藥未做大幅調整，只將二診金錢草換烏藥。

何謂老年？如果按公務人員退休標準的話，應該是六十五歲，但是勞工還有一些特殊的行業，可能只到六十歲，尤其是危險性高的行業。現在老年年金的標準好像是六十五歲。

根據統計數據，台灣地區六十五歲的老年人口大約有一百六十九萬。依世界衛生組織WTO的規定，六十五歲以上的人口占總人口七%以上的，就叫老人國。照一九九五年的統計年報，台灣地區的老年人口已經占七・六%左右；到二〇〇二年，台灣的老年人口已經超過總人口的九%。這是相當可觀的，這個成長是很快速的，有些地區像大陸的老年人口大概占一五%以上，日本有個地方竟高達二五%，也就是說四個人要奉養一個老人家。

生理年齡與心理年齡

實際上，年齡大並不就代表身體一定衰老。我有個病患許老爹，九十五歲了每天還拖地板，人家問他養生之道，他說沒有什麼祕訣，就是「吃豬皮、拖地板」。他的皮膚年齡只有六十歲左右，每次他來看診，我都會讓旁人猜猜老爹多大年紀，幾乎都說六十幾歲，然後我才說明如果四捨五入的話，他應該一百歲了。這是一例。

另外，早年民社黨有位陳老先生，現在可能有一百歲了，幾年前在考試院闈場裡，老先生是監試委員，每天到闈場來陪我們吃飯，每餐喝三杯龍鳳酒，連拐杖都不拿，他也是吃豬皮。我當然不是在鼓吹大家吃豬皮，只是要強調，一個人的年齡大並不代表身體的僵化、老化、行動遲緩。前國防部長俞大維，他在九十歲左右時和中央研究院院士數學大師陳省身聊天，都還思路清楚，直到九十七歲才辭世。俞大維有一句話我始終覺得很有意思，他說他小時候唸書唸不懂時，常常懷疑自己的腦袋有問題；可是到他老了還是不懂，他就懷疑是這個書有問題，這句話令我印象深刻。

所以，年紀大不代表腦袋瓜子退化，到現在我還是不承認年紀大了記性就會退步。人應該分成兩個年齡，一是生理上的，一是心理上的，如果你自己認爲老，肯定會加速你的老化。

我有個八十歲的病患，白天老想睡覺，這樣的話確實有問題，不管年齡多大，只要是白天睡覺肯定是病態。日出而作，日入而息，白天一定要動，活著就一定要動，所以如果有人陪他鬧一鬧玩一玩，那是最好的；如果沒有的話，古老的養生保健運動裡就有一個枯燥單調，但仔細了解分析後會有其意義存在的動作。這方式就是用一斗黃豆、一斗黑豆混在一起，讓老人家把黑豆黃豆分開。老人家會全神貫注的做，就沒時間想病，沒時間想煩惱事；再加上手的動作會反射回大腦，也會讓身心維持矯健狀態。

藥物抑制成效有限

現在有愈來愈多老人家罹患老人痴呆症，由於當年發現這現象的醫師叫阿滋海默，所以也叫做阿滋海默氏症（Alzheimer's disease），病因就是大腦海馬回裡叫阿滋海默氏的細胞發生變異。治療老人痴呆症現在除了開刀做腦細胞移植外，很難延緩老化現象。我想，雷根要不是曾擔任總統事務繁忙，可能要提早十年加速老化，所以多動腦肯定會延緩老化，倒是進行腦細胞移植成功的比率有多大，尚在未定之天。

除了阿滋海默氏症外，老人還容易罹患帕金森氏症（Parkinson's disease），這幾乎是老人專有的病症，可是最近發現年齡層有愈來愈下降的趨勢，有人四十幾歲就出現手抖腳動的情形。帕金森氏症也是因爲腦細胞杜巴明發生變異所導致，目前用藥物抑制的成效有限。

我們發現有愈來愈多類似帕金森氏症的病患，幾乎都是長期處在緊張壓力之下，由於睡眠的障礙或是血壓升高，長期吃鎮靜安眠的藥或降壓劑，所有的降壓劑幾乎都是利尿劑，人體裡要把過多的鈉離子排除掉，保留一些鉀離子，可是降壓劑裡的利尿作用會把所有的微量元素都排出去，造成電解質不平衡。所以大家會發現吃降壓劑，吃到最後手就一直顫抖。

有人吃鎮靜劑、安眠藥，是想把自己擺平，但是擺得平嗎？絕對是擺不平的。最後只會發生指揮系統與手腳的運動神經不協調的現象，運動神經不聽使喚，所以帕金森氏症的病患整天都在顫抖、神智痴呆、行動遲緩，不敢邁大步走，都採小步子，重心不穩，因爲擔心摔倒，把重心集中在小腿肚，整個小腿肚於是繃得像鐵塊一樣，最後自己都沒有辦法照顧自己。

現在這種病患愈來愈多，通常我會用安定大腦神經的藥物，也用抗痙攣的藥讓他不會一直抖動，芍藥甘草湯就很有用，同時用甘麥大棗湯。

當然，由於長期失眠，或因爲某些因素需要長期服用鎮靜劑或安眠藥，甚至於所謂抗憂鬱藥物的人，本意是要讓腦細胞安定下來，結果藥物卻造成意識中樞被擺平了，手腳運動神經不聽使喚，腦細胞指揮中樞與運動神經產生不協調，反而愈吃愈憂鬱，不吃藥就抓狂，會出現非常痛苦的種種症候。所以，最好還是不要吃鎮靜劑、安眠藥，否則很可能加速大腦細胞機能的退化。我們發現年紀大的人睡眠需求比年輕人少，只要四、五個鐘頭就足夠了，但是有些人會很在意睡眠的需求，就借重藥物，這樣一來產生的副作用非常大，不得不愼。

延緩老化是廿一世紀醫藥課題

廿一世紀的醫學有三個主題，是二十世紀沒能解決的：一是病毒，從一九八〇年發現AIDS到現在，雖然發病原因已經很清楚，可是到現在爲止，始終沒有一個很理想的藥物或處方可以挽救、治療這二十世紀的黑死病。愛滋病不但邁入廿一世紀，而且會更加擴大。二是免疫功能的問題（下節會談到）。

第三個主題，就是老化，這可能要從傳統醫學中才會找到方法解決。

人之所以會老，是因爲氣血已經逐漸衰減，使得腦細胞呈現不靈活狀態，如果加以刺激，讓腦細胞更加活潑，就可以達到延緩以及抑制加速老化的效果。中醫藥裡面很多補氣、補血的藥這個時候就派上用場了，譬如黃耆、當歸、人參，都是能增強氣血循環的藥物。可選擇的處方大概都會有些強心藥物，像生脈飲就常被作爲抗衰老方，所含的人參、麥（門）冬、五味子這三味都有強心作用，因爲心臟功能強，就能充分把血液供應到大腦；腦細胞有充分的血液加以滋養，腦的思考、活動就會很活潑。

另外就是從腎著眼。中醫的腎不是解剖學上的腎臟，還包括最高指揮系統，也就是大腦皮質，所以從腎氣丸發展出來的處方，譬如還少丹或左歸丸、右歸丸，都能夠「還我少年」。腎功能增強的話，身體也會恢復適度活力。

有一位次長級的先生，當年在南部某大學當教務長時，曾擔任師大物理系系主任。那時有個學生對傳統醫學有相當興趣，參加了中醫師考試，有一天，這學生碰到這位老師，老師問他：「聽說你學中醫，還蠻有成就的，你看我這滿頭白髮是不是有辦法讓它變黑？」其實頭髮白，表示血液裡的黑色素逐漸消失，白色素逐漸增加，當然並不是說頭髮白就是老化，連小學生都有白頭髮，或者少年白，這往往與遺傳有關係，所以要改變血液中的黑色素，像黑豆、黑芝麻、旱蓮草、女貞子等藥材，可以用水泡或用煮的，如果是用煮的，煮出來整個就像墨一樣，尤其旱蓮草，它的汁就像墨汁，所以一般又叫墨旱蓮，這些都一定會改變我們的血色素。內服的話可用還少丹。

這些藥材也可以當做染髮劑，現在市售的染髮劑對髮質一定會有傷害，已經證實會引起皮膚癌、膀胱癌。用扁柏葉、胡桃殼、石榴皮、墨旱蓮這幾味藥材，也可以加芝麻或黑豆熬，熬到濃濃稠稠的，就沾在扁梳上，這麼抹在頭髮上，不但能改變髮色，還能營養髮質。市售的洗髮精和染髮劑一樣，百分之九十會傷害髮質，最好不用。

男人的老問題：攝護腺

男人年紀大了往往會出現攝護腺肥大，或叫前列腺肥大，有些甚至演變成前列腺癌，症狀就是一直想尿尿，但又尿不乾淨，會有殘尿感。通常膀胱儲尿儲到七百CC左右會有訊息反射到大腦，大腦接到訊息後就指揮我們去尿尿。但是膀胱就像住家樓上的水塔和蓄水池一樣，有兩個開關：一個叫膀胱括約肌，一個叫膀胱閉肌，如果儲到七百CC，就反射到樓上的水塔，開關就自動跳起來，開始抽水。但如果一直想尿，卻始終尿不乾淨，這種現象大概就是攝護腺肥大症狀。

男性也可自我測試，如廁時如果常不能尿到便池裡，尿完後總是弄得褲子溼溼的，鞋子也沾到尿，有這些現象的話，大概攝護腺就已經肥大了。

攝護腺肥大本是年紀大了後才會出現，但現在有年齡下降的現象。我曾經親眼目睹有人尿不出來，用頭去撞牆；撞破了也沒用，尿不出來就是尿不出來。以現代西醫學處理的話，大多是動手術，通常手術刀上有麻醉藥，直接把組織肥厚的部分削掉，排尿就順暢了。

其實，未雨綢繆還是最基本，男性在日常生活中，感覺有尿意就要去尿，絕對不要憋尿，因爲吃喝拉撒睡是生理自然本能反應，吃了就拉也是很自然的現象，但是很多人就會忍，忍久了就出問題。

人一天不尿尿問題就大，攝護腺肥大幾乎是從忍尿來的。憋尿對男性女性都不好，女性雖然不會攝護腺肥大，但會有尿道發炎、膀胱發炎的麻煩。

彰化有位攝護腺癌的病人林先生，在某大醫院做了四次尿道擴張術仍不能利尿。我們用豬苓湯、桃核承氣湯加車前子、冬葵子、烏藥、木香，只服一次就尿了，雖然沒治好他的癌症，至少也減輕了尿閉的痛苦與負擔，尤其是讓病患的家屬不至於焦慮無奈。

還有一位繆先生，攝護腺癌指數高到一千以上，經過處理，數診後指數就恢復正常了。

攝護腺疾病近年愈來愈多，我呼籲大家不要「戒急用忍」，當尿則尿，否則後患無窮。談到這裡，讓我想起兩則笑話：一是某雜誌女負責人，參加有關疾病討論後，她很緊張的告訴鄰座朋友，說回台北要趕快去檢查攝護腺是否有問題？其實攝護腺是男性才有的。另有一位大學系主任，有天聽說他老爹攝護腺肥大，在醫院開刀，一到病房，立即在他父親頸部找傷口。所以說，實在有必要向社會大眾推廣傳統醫學的正確觀念，以免被江湖術士所騙，甚至誤導而浪費時間金錢，延誤治療時機。

◎初期患者用五苓散

有關攝護腺病症，一般老年人如果及早發現，可以免受開刀之苦。治療初期患者有一個方叫五苓散，五苓散加減方甚多，五苓散加茵陳名「茵陳五苓散」，治溼熱發黃、表裡不實、便祕煩渴，可專治肝膽病。加人參名「春澤湯」，治無病而渴與病瘥後渴，也可用以治療攝護腺肥大。

攝護腺位於尿道旁，如果長期忍尿，使男子生殖器的海綿體經常處在充血狀況，即會擠壓到旁邊的攝護腺，長期下來，就會使得攝護腺狹窄。不論攝護腺狹窄或肥大，都會影響到排尿，特別是五十歲以上的中年人，若感到排尿不順暢，始終都有殘尿感，即可能爲攝護腺肥大的徵兆。患者可以用五苓散增加氣化功能，因爲其中的桂枝有擴張血管作用，使排尿順暢；春澤湯中的人參則可以補氣，對初期發現的攝護腺肥大有極佳的治療效果。

五苓散去桂枝名「四苓散」，李東垣言：「無惡寒證，不可用桂。」本方加辰砂，名「辰砂五苓散」，也治小便不利；加蒼朮，名「蒼朮五苓散」，治寒溼；加羌活，名「元戎五苓散」，治中焦積熱；加石膏、滑石、寒水石，以清六腑之熱，名「桂苓甘露飲」；本方去桂枝、澤瀉，名「豬苓散」，治病在膈上的嘔吐；如果單用肉桂、茯苓等分，煉蜜爲丸，名「桂苓丸」，治冒暑煩渴，腹脹便赤；單用澤瀉、白朮名「澤瀉湯」，治心下支飲，常苦眩暈；單用茯苓、白朮等分，名「茯苓白朮湯」，治脾虛不能治水，溼盛泄瀉；再加郁李仁入薑汁服，名「白茯苓湯」，治水腫；本方加川楝子，治水疝；去桂枝，加蒼朮、甘草、芍藥、梔子、黃芩、羌活，名「二朮四苓湯」，通治表裡溼邪，兼清暑熱；本方倍桂加黃耆如朮之數，治傷暑大汗不止；本方加甘草、滑石、梔子，入食鹽燈草煎，名「節庵導赤散」，治熱蓄膀胱，便祕而渴；其他如中溼發黃加茵陳，水結胸加木通。

五苓散結合「益元散」治諸溼淋瀝；再加琥珀，名「茯苓琥珀湯」，治小便數而欠。本方合平胃散名「胃苓湯」，一名「對金飲子」，治中暑傷溼，停飲夾食，腹痛泄瀉，口渴便祕。本方合黃連香薷飲名「香薷飲」，治傷暑泄瀉。合小柴胡湯名「柴苓湯」，治發熱泄瀉口渴，瘧疾熱多寒少，口燥心煩。對現代人而言，五苓散加生薑大棗煎，還可以治髮白及禿落。

◎較嚴重時配腎氣丸

如果攝護腺病症的情況比較嚴重時，就必須配合服用「腎氣丸」或「濟生腎氣丸」治療。

腎氣丸會變化出一些處方，對於老化現象，中醫沒有選擇餘地，一定要用腎氣丸或衍生的處方。腎氣丸加車前子、懷牛膝就叫濟生腎氣丸，可以加強利尿的效果；同時可以加冬葵子，葵本身有滑動的作用，超級市場就可以買到，像牛角一樣，綠綠短短的，上面有一層毛絨絨的感覺，把蒂頭洗乾淨，切掉，在開水裡燙個三分鐘就夠了。夾起來沾一些佐料吃，黏黏的、滑滑的，含有膠質，如果煮上五分鐘以後它就會牽絲，便祕的人吃這種東西最好。

年紀大的人腸子無力，會有大便困難的現象，加一點冬葵子、木香、烏藥，木香能行氣，增加推動的力量，也是很好的止痛藥，屬菊科植物；烏藥屬樟科植物，也能增加氣化的力量。

有人喜歡一邊看電視，一邊吃餅乾零食，坐著不動又猛吃，愈吃就愈胖，愈胖就愈不想動，年紀大的人也容易有這情況，因爲老年人的飢餓中樞——也就是飽食中樞——會回到像嬰兒期一樣，小baby只要你奶瓶隨時塞，他就隨時吃，對餓和飽的感覺很模糊，年紀大也會出現這種現象。所以家有老者，冰箱裡就儘量少擺可隨時吃的東西，否則這些老先生老太太沒事就一直吃，吃了就變痴肥，對健康而言非常不好。

頻尿現象

年紀大的人也頻尿，有人一個晚上起來八次，也有人幾乎每個小時都要起來。其實，人體水分不走小便道就走大便道，不走大便道就一定走毛細孔蒸發掉。所以尿尿愈多，相對地腸管的水分就減少，腸管水分減少，代謝廢物就愈乾燥。人體的腸子每分鐘蠕動兩次，會把體腔水分吸收掉，腸管愈乾大便就愈解不出來，十幾天二十幾天不大便的都大有人在，這樣的情況有人不在意，有人很在意。三天以上不大便，才稱爲習慣性便祕。

記憶力衰退的現象，往往與排泄不正常有關係。因爲體內毒物排泄不正常就跑到大腦來，大腦不正常就影響記憶。很多年輕人滿臉痘痘，也是因爲毒素排不出去，就找有孔道的地方發展。人體的孔道下面兩個，頭上七個，想當然耳，排毒素一定比較容易往上發展，年紀大的人就因而記憶力衰退。

理論上腦細胞會再生，做腦細胞移植就和種草皮一樣，這裡種一塊，那裡種一塊，它慢慢就會長，細胞就再生。很多的車禍或中風，昏迷了三年五年十年，有一天竟然就醒過來了，宗教界說是神的力量，醫學界說是奇蹟，我認爲其實就是自己的求生意念讓腦細胞生長了。

尿尿次數頻繁很困擾，中醫怎麼治？中醫了不起的地方就是不同的疾病用相同的處方治療，這在老祖宗的文獻裡稱「異病同治」。所以，頻尿症還是用腎氣丸。

因爲頻尿就是由於腎氣衰。命門就像火的燃燒一樣，柴火如果不夠水就不會開，水不開就沒有蒸汽，沒有蒸汽就排不出去；反之，燃燒夠就蒸發掉，相對的排尿量就會減少。腎氣丸裡面的兩味藥會增加能量燃燒的作用，第一味是附子，是大熱的藥，第二味是肉桂。

尿尿太多用腎氣丸，一方面是異病同治，一方面叫雙向作用，尿太多叫「太過」，太過就是實症；尿尿太少就是虛症。太過也好，不及也好，都用這個方調節到不要太多也不要太少的中庸地步，生理功能就恢復正常，這就是雙向作用。

免疫功能問題

老祖宗講過「腎是作強之官」，就是現代醫學所稱的免疫功能，如果免疫功能有低下的，就要想辦法增強。補氣補血的藥物就能增強免疫功能，所以人參、黃耆、當歸、黨參、山藥都能增強免疫功能。免疫功能太高，當然就要抑制，我們選擇苦寒的藥，大黃、黃芩、黃連、黃柏這一類藥，就有抑制免疫功能的效果。

總之，面對免疫功能問題，低下的相對就要增加，亢進的相對就要抑制，用藥方向上完全不同。但西藥沒有這類藥物，也因爲如此，很多西醫找不出病因的疾病，就歸咎在免疫功能出問題。其實，很多人年紀大了容易呼吸急促、氣管衰弱、痰多，會出現氣喘，但是至今，西醫在氣喘方面的藥，不是氣管擴張劑就是類固醇，包括噴劑裡都有類固醇的成分，也很難根治。

中醫來看的話，呼和吸是分屬不同系統的：呼與心肺有關，吸與肝腎有關。呼吸就是吐納，所以吐氣與心肺有關，納氣與肝腎有關。吐氣發生問題，就從強壯心臟與補充肺氣著手，吸不進來，就用補腎強肝的藥物。既然腎是管納氣的，很多氣喘病患，我就用腎氣丸加生脈飲、柏子仁，尤其是早年抽煙抽得很厲害的，上了年紀以後都會引起肺氣腫，肺氣腫會造成呼吸障礙，治療肺氣腫就要考慮用小青龍湯加減，或用越婢加半夏湯治療。透過傳統中醫治療老人的氣喘或肺氣腫引起的呼吸障礙，確實有很好的效果。

骨質疏鬆不論男女

人每天都不斷地在流失骨質營養，尤其是女性，必須遭受生理週期困擾，會流失更多磷、鈣、鉀、鈉等微量元素，容易導致骨質密度疏鬆。其實骨質問題不論男性女性幾乎無一倖免，只是男性的比例少一點。

一九八二年左右，三總核子醫學部做過一個研究，曾經在一個上午有七個不同年齡層的女性，接受核子掃瞄以檢驗骨質密度，年齡最高的七十幾歲，最年輕的三十幾歲，結果發現她們全部有骨質疏鬆現象。我們可以想像：人體上身的重量需要骨架支撐，當骨質密度疏鬆後造成壓迫，就會出現這裡痠、那裡痛的反應。每個人對痛的耐受力不同，很多人一點點痛就受不了，要吃止痛藥，但是吃止痛藥可能會引發如肝衰竭等問題，也會破壞顆粒性白血球，嚴重的話會造成血癌。

總之，吃止痛藥、退燒藥、消炎藥，都必須付出代價，代價有多慘痛因人而異，耐力強的人熬過骨質疏鬆化的不適，但骨架也已經沒有辦法承載整個重量，就自然而然形成彎曲的現象。以前的人很多都駝背，古代醫學不很進步，認爲年老彎腰駝背是自然發展，事實上不然。所以最好在三十歲開始，就能隨時補充流失掉的養分，這樣到了八、九十歲，腰桿子都還是直的。

該怎麼處理？現代醫學提倡要多喝牛奶，要補充磷、鈣，但是很多人不能喝牛奶，一喝就拉肚子，一喝就皮膚過敏。吃牛奶有過敏之虞，補充磷、鈣會有變成高血鈣症的危險，高血鈣會造成結石機率升高，現在每一家規模比較大的醫院都有震波碎石的機器，一發現結石就抓來碎石，因爲要趕緊回收成本，所以不管你能不能承受，他都這樣做。我記得一位某大醫院腎臟科的黃主任，曾經很有良心道德且語重心長地講了一句話：「十五年前做碎石的局部組織，十五年後還沒有復原！」這些話媒體是聽不到的。

就我的觀點來看，營養不能只是補充磷、鈣，這些年來我一直在推廣補充膠質食物，這是非常重要的，可以這樣形容：一棟大樓只有鋼筋、石頭、泥沙，沒有水泥的話能不能蓋起來？不可能！一定要這幾項東西混合起來大樓才會堅固，不怕颱風不怕地震，所以我鼓吹補充膠質食物，因為這些食物中就含有磷、鈣，不需要再另行攝取。

這方面我自己有很深感受。前幾年我有過二十次的大失血，記得有一次三月九日，我回鄉下掃墓，中午在湖口吃飯，第一道菜是溪蝦，一般溪蝦都小小的，連殼一起咬，吞進去後就造成出血，我沒理它。不過出血次數累積到二十次，我想這事態嚴重，不理會不行了，就自己配了藥，藥還沒吃血就止了，一直到現在都沒事。我還發現自己牙齒會搖搖晃晃的，結果吃了豬耳朵後，就都改善了，到現在為止，只有在咬芭樂時崩掉一塊。總而言之，就是要多吃膠質食物。

從食物中攝取膠質

膠質食物分動物性與植物性兩類，動物性膠質有人一談到就怕，但是不少老人的保健祕訣就是吃豬皮。一說到吃豬皮，一百個人大概有九十九個會嚷嚷：「那不是膽固醇很高嗎？」膽固醇其實是維持生命很重要的元素，問題是太高了就不好，所以人需要運動，運動就會把膽固醇燃燒掉。

豬皮之外，海參也可以，海參不含膽固醇，干貝、鮑魚也可以，就看怎樣烹調。可以熬稀飯，熬稀飯時多加些大蒜進去，它能把膽固醇溶解掉，又能去腥味，起鍋時灑一些芹菜、香菜、胡椒粉就更香了；干貝也可以如法炮製，干貝不容易咬爛，因爲它有彈性，這就含有很多膠質，不過最便宜的還是豬皮。

植物性膠質食物則有黑木耳、白木耳、海帶、蓮藕、髮菜、紅鳳菜、川七、地瓜葉、冬葵子，只要掌握一個原則，就是不管動物或植物，只要是黏黏、脆脆、滑滑的就有膠質。以黑木耳而言，胃出血的人有時候吃一次就好了。最好不要買市場泡的，而是買乾品，洗乾淨後泡水，大概要泡個一兩天，泡軟以後加薑絲，因爲薑絲有殺菌解毒作用，如果不加薑，也可以用小火熬，熬到像膠一樣再吃，對於胃出血、胃潰瘍等，都有修護作用。

膠質就像油漆，有修護作用，它能修護胃，當然耳膜、心臟瓣膜有破損也可以透過這些食物成分修護。藥物中修護功能最好的是白芨，兩千年前的畫家用白芨磨硃砂，兩千年後出土時，顏色完美如初，用白芨磨硃砂塗在畫布上，泡在水裡都不會褪色，你就可以想像它的黏著性有多強。有人室中隔缺損二•五公分，慢慢吃慢慢吃就修補回去了。藥物裡另有阿膠、虎骨膠，不過虎骨現在不能用了。總之，要有耐心，定期地從食物中攝取。

我所謂的膠質食物，不管是動物性、植物性，都很實用，費用也不高。所以很納悶人為何一定要吃燕窩？燕窩很貴，有的一斤要三、四萬元，白木耳一斤才一百多元，效果差不多。白木耳泡軟一點，熬爛一點，呼嚕就吞下去了，還可以加紅棗、蓮子燉，對肺功能差的人尤其有用，因為它對於肺葉、支氣管有修護作用。從一九八三年到現在，台灣女性死亡原因第一名都是肺癌，多吃白木耳、百合、薏仁，對呼吸系統有很好的作用。

還有百合，屬百合科植物的全都有修護作用，麥冬、天冬、知母都是百合科，觸感黏黏的，又有皂素成分，能把阻塞在肺葉或氣管裡的黏膜分泌物像肥皂把衣服的油垢清除掉一樣，清除掉後呼吸就順暢，肺葉的氣體交換正常的話，就不容易生病。

不過，這些食物一定要經常且有耐心的食用，才能奏效，絕對不是吃一次就好了；尤其是腫瘤，要說一次兩次就好，那是騙人的，做化療頭髮就掉光，做放射治療組織都破壞掉。持之以恆，已經被破壞的組織會慢慢恢復，因為人體本身不管各部機能都有再生的能力。

養身養心都重要

從生理探討老年人的幾個重要病症，其實還有很多，像高血壓、心臟病、糖尿病、老花眼等，需要另外探討。老年人在養身的同時也要養心，有一句話說：「少年戒之在鬥，中年戒之在色，老年戒之在得。」這個「得」包括所有的東西，所以不管是名、是利都該戒，甚至包括吃。

很多人年紀到了還不願意吃得清淡些，我有一個長輩，剛開放出國觀光時他就去日本，日本飲食很清淡，天天吃烏龍麵，茄子也是半生不熟的，豆芽是短短的，就這樣玩了八、九天回來後，簡直整個腸胃的脂肪都被刮得一乾二盡；一回來第一餐吃掉一個蹄膀、一鍋綠豆湯、一鍋的麵，還意猶未盡，這樣其實很不好。我覺得他的腦血管、心臟血管一定有問題，因爲年紀大的人缺乏運動，就會造成脂肪沉澱。

所以，老年人要養心，不要有貪念，年紀大了去學學畫、打打太極拳、演演戲、下下象棋，都比較好，我一直在想，六十花甲邁入老人國，應該找個沒有人的地方，種點菜、養些鷄來過日子。

2 肺部症狀

◎【醫案】氣胸

病歷號碼：15822

姓名：徐□□　一九七八・一二・〇六生

初診：一九九八・〇四・〇二

主訴：氣胸，氣喘，肺有水泡，腓腸肌骨折

初診以小柴胡湯、苓桂朮甘湯、枳殼、桔梗、鬱金、丹參治療。小柴胡湯在《傷寒論》中的〈少陽篇〉有：胸脇苦滿，意思是指胸腔心肺功能問題，導致呼吸困難與不利而造成急促。臨床上，感冒最容易引起氣胸；心臟如果有病變也會引起；針灸也會出現，尤其對太陽膀胱經的俞穴針灸時，容易引起氣胸。因爲背部穴位薄如冰，腹部穴位深似海，即是說臍下刺深一點沒問題，但背部俞穴就容易引起氣胸。故背部俞穴用針時要斜針或臥針，只要穿過皮下即有針感。

小柴胡湯在《傷寒論》中能治胸脇苦滿，是因爲藥物機轉能疏通三焦，促進人體淋巴組織回流。胸腔內有心臟、肺臟，所以《金匱》的〈痰飲篇〉中提到：心肺之陽有礙，苓桂朮甘湯主之，即心肺問題可尋求苓桂朮甘湯治療。氣胸是與心肺有關，加桔梗、枳殼，是因爲張潔古先生在《藥性賦》中推崇桔梗、枳實，心肺之陽有礙，可藉桔梗、枳殼開胸利膈，膈即橫隔膜。鬱金強心可開鬱、解鬱，丹參可以強心並且活血化瘀。

二診時，徐先生告知症狀明顯改善，因爲患者有腓腸肌骨折，所以將鬱金、丹參換當歸、川芎，保留小柴胡湯、苓桂朮甘湯主方架構。當歸川芎稱佛手散，也稱開骨散，是我對血液循環不良造成的疾病常用方，以它做基礎，包括車禍或其他意外傷害，先用佛手散促進血液循環，這裡用佛手散是治療腓腸肌骨折。

三診時告知氣胸已經完全改善，不過因爲肺水泡引發的氣喘仍發作，所以本診去當歸、川芎，加魚腥草、冬瓜子。冬瓜子既可消炎，又排膿、利水。在仲景〈金匱篇〉有大黃牡丹皮湯，是治療腸癰的，內有冬瓜子，就是藉其排膿利水。唐朝孫思邈的千金葦莖湯治療肺癰，也是用冬瓜子消炎排膿利水。

我們有句成語「無獨有偶」，事隔多年，徐先生的弟弟也罹患氣胸，由他媽媽陪同來診，不過已先在某大醫院開過兩次刀。我說既然您大兒子在此就診不必開刀就治好，爲何您二兒子不但開刀，還開了兩次刀。老媽媽說：「因爲他在軍中。」等開完刀才知道是氣胸，要不然，用簡單處方藥就可以治癒。

我看過很多氣胸病例，一位趙小弟弟也在醫院開過三次刀，姑且不論開刀的成敗效果，但總是耗費醫療資源，以這位徐先生患者看兩診，健保自付額含診察費不到千元，其醫療價錢懸殊可想而知。之後，我們也用同樣模式治療，多能改善，可見仲景方的療效。

論到肺，如果是實症、熱症，就用麻杏甘石湯；虛症、寒症的話，《傷寒論》裡有小青龍湯，現在很多肺腺癌、肺腫瘤，有時候就用清燥救肺湯。清燥救肺湯這個方的作者是明朝的喻昌，又名嘉言先生，這方子他是根據《傷寒論》裡面的炙甘草湯變化出來的，專門滋陰養陰。滋陰當然不一定要用在呼吸系統，但是它有阿膠等養肺陰的藥，所以很多的肺腺癌，用清燥救肺湯就搞定了。

蓮藕汁修身補體

某醫院院長室助理黃小姐的父親，曾經在台灣擔任過兩個地方的稅捐處處長，八十幾歲得肺癌，這家醫院沒辦法治療，我用痲杏甘石湯治療，同時請家人勤快些，每天打蓮藕汁給他喝，因爲藕粉有修補作用，體內有破損的它能夠修補，有阻塞的它能夠清除沉澱物。黃老生先生吃著吃著，竟然發現長出新的組織。

蓮藕在肺葉可以有修補有清除廢物的作用，所以我稱它叫做人類血管的清道夫，又稱它叫做人類血管的通樂。把心臟血管的阻塞沉澱物清除掉後，也可以把大腦阻塞的部分打通。大腦血管很多系統，有一位老太太中風以後，有一隻耳朵聽不見了，我建議她每天勤快打蓮藕汁喝，喝著喝著，一隻聽覺沒有的耳朵竟然聽得到了，而且比原來聽得到的那隻耳朵聽力還要好。

我本身也是蓮藕的受惠者。有一年我太太去黃山旅遊，我到中國醫藥學院去上課，上完課以後，系主任拿了口含片給我，那個口含片的口感就是涼涼的，不過其中所含的精油會揮發，會把口腔、咽喉部分的水分揮發掉，所以我一吃喉嚨馬上就緊縮，聲音出不來，我才上了兩節課，接下來還有兩節，倍感吃力，而且中午我又喝了酒，還唱卡拉OK，最後回到家，聲音沒了，胸口很不舒服，咳著咳著就咳出血塊來。連續咳了好幾天，家人很憂心，還建議我是不是要請太太提早回家，我說不用。那時候，有個學生連續打了五杯蓮藕汁給我喝，我沒有吃藥，血就止住了！平常多喝蓮藕汁，對肺功能、肺組織都會有很大的幫助。

另外，我們也用百合、貝母，尤其是川貝母調養肺部。百合可以當菜，百合炒蝦仁、百合炒蘆筍，尤其百合炒山藥，兩者都黏黏的，都有修補作用。

緩解氣喘先辨熱寒

氣喘就是哮喘。但是哮和喘基本上定義並不相同，哮有聲音，所以以聲音命名，喘則是以呼吸次數命名。哮症是指當情緒太過興奮或緊張時就會發生聲音，不過哮、喘通常都會同時出現，並且有冷熱、虛實之分。

熱喘的症狀為呼吸急促，有痰，鼻涕呈黃濃稠黏狀，胸口悶，呼吸提不上來，大便乾硬，且比較燥，嘴唇泛紅等。寒喘則是嘴唇蒼白，痰和鼻涕稀白呈泡沫狀，像蛋白一樣，大便稀稀溏溏的、手腳冰冷、呼吸急促、胸口悶等。熱喘必須用涼性藥物如麻杏甘石湯，寒喘則服用溫熱性藥物如小青龍湯。

哮喘通常都發生在過敏體質的人身上，發病原因與飲食、氣候和空氣有關，因此飲食上忌吃冰、橘子和蘿蔔、白菜，否則有時會立刻明顯發作。

每年一到秋冬，天氣驟寒或氣候變化太大，都容易引發氣喘。台灣的空氣品質惡劣，到處都是灰塵，還有很多抽煙人口，也是氣喘病多的原因。除了應請正規醫師診斷外，飲食上絕對要自我節制，否則治療效果也會受到影響。

前台大醫學院院長謝貴雄先生，曾經進行過「過敏氣喘臨床研究計畫」，邀請中、西醫師合作，結果依照辨證篩選了三個處方：腎虛型用六味地黃湯，脾虛型用參苓白朮散，脾虛兼腎虛型用四君子湯加五味子、補骨脂。經過一年觀察研究，發現有效率在八〇%以上，也可以證明傳統醫學對氣喘確實有功效。

我建議有氣喘毛病的人，日常多食用杏仁、貝母、百合以化痰，尤其杏仁還有降氣、解除氣管痙攣、鎮靜的效果。無論是三者一起熬煮來吃，或者磨粉泡茶，都可以改善肺功能。

抗煞有方

兩千年前《黃帝內經》裡就談過瘟疫，《傷寒論》整部書也在談熱性病，SARS是什麼？就是急性熱性的發燒病變，最後會併發肺炎等問題。痲杏甘石湯就是專門治療這些病變的，可以再加牛蒡、桔梗、元（玄）參。如果是治療肺炎也可以再加桑白皮、魚腥草。

對於SARS，我的處方是以甘草解毒湯（黑豆甘草解毒湯）作基礎，用甘草、黑豆、金銀花作基礎，加連翹，連翹是中藥材裡面最理想的天然抗生素；再加上魚腥草，魚腥草本身就是對抗細菌病毒非常好的一味藥。如果有發燒就加元參，喉嚨痛加牛蒡、桔梗。

這個方可說是面面俱到，不管是寒性、熱性、虛症、實症的體質，全部都可以用，都可以適應。

有些媒體報導是以玉屏風散爲基礎，有時候還加上蒼朮。玉屏風散裡有白朮，又加蒼朮，用意何在？作用在腸胃。其實平胃散就有用到蒼朮，因爲SARS有時會併發腸胃性病變，像拉肚子或腸胃不適，如果引發腸胃性的病變，像腸病毒一樣，那《傷寒論》

裡的葛根黃芩黃連湯，有時候一包藥，問題就解決了。

在《醫方集解》裡也有一個方，叫做解毒湯，實際上只有兩味藥——甘草及黑豆，加上金銀花，更有效用。

不管是SARS或其他病症，中醫最重要的就是辨證論治：陰陽表裡、寒熱虛實。關於SARS，媒體最早披露出來的就是用板藍根、白醋。爲什麼要吃板藍根？板藍根與白蘿蔔同科，生蘿蔔洗乾淨直接啃，會有點辣辣的口感，因爲成分中的辣素有殺菌作用，這又是從哪裡可資證明？第一，吃生魚片時，一定會用生蘿蔔絲和著生魚片，在早期，沾生魚片是用芥末，現在不是用芥末，而用山葵，山葵、蘿蔔、板藍根都是同科。第二，吃烏魚子時，除了蒜苗外，一定會用白蘿蔔，光以蒜苗夾著烏魚子吃時，蒜的味道很重，可是順便夾一塊白蘿蔔的話，那味道口感就不一樣，這也是藉助蘿蔔的殺菌作用。

◎白虎青龍湯很有效

SARS是一種冠狀病毒變種造成的疾病，到目前爲止，還無法確定其性質，醫師現在找的藥材不外乎是清熱解毒、殺菌，所以沒必要非吃板藍根，一條蘿蔔頂多十幾塊錢，再到藥店買幾顆鹹橄欖，鹹橄欖醃過前是青色的，中醫稱爲青龍湯，白蘿蔔就叫做白虎湯，這二味藥加起來就叫做白虎青龍湯，對SARS就很有效了。只要直接煮，不需加任何佐料，因爲鹹橄欖鹹鹹的，和蘿蔔一起煮，煮到蘿蔔燉爛了，一方面吃蘿蔔，一方面喝湯，最後也把鹹橄欖吃完，鹹橄欖稍煮就會很鹹，所以用量不必多，三到五粒就可以，白蘿蔔則視大小而定。

白虎青龍湯還可以治因感冒引起的發燒與喉嚨痛、鼻塞、過敏。白蘿蔔除了辣素可通鼻竅以外，同時也能解毒，能夠退燒，對由外感所引起的喉嚨痛反應效果更是好。不管是SARS或一般肺炎，基本上在肺的疾病或殺菌上面都可用。

還有杏仁，麻杏甘石湯中，杏仁是很重要的材料，沒有杏仁的話，它不能止咳、化痰、降逆、鎮靜。也有人提倡吃山藥，這是從免疫系統的角度著眼，要藉以增強免疫功能。

有很多方法，我都覺得是人云亦云。我提出的，一定引經據典，出處和作用都有根據，對於引發腸胃疾病的腸病毒，葛根芩連湯一包就搞定了；引發肺炎、急性肺炎，麻杏甘石湯一吃就好，燒也退了。這些藥基本上都安全，即使不是SARS，也可以飲用，起碼有預防作用。SARS有時候兼有腸胃症狀，會出現嘔吐，我就加蘆葦根，必要時我們會加竹茹治療。

◎連翹是最好的天然解熱劑

連翹為何對SARS有療效？因為連翹是最好的天然抗生素，而且本身就是抗病毒的藥。清末吳瑭，又叫吳鞠通，寫了一本《溫病條辨》。溫病在《難經》裡面提到：傷寒有五，其中就有溫病。溫病也叫急性熱性傳染病。溫病條辨方，開宗明義說治療急性熱性傳染病的一個很有名的方叫做銀翹散：銀就是金銀花，翹就是連翹。銀翹散裡有金銀花、連翹、甘草、蘆葦根。所以SARS期間很多中醫或報導，竟然不提銀翹散而提玉屏風散，眞是很嚴重的錯誤。

另外，檳榔也可以對付SARS，《本草綱目》裡老早就提到，檳榔有抗煞效果，因為檳榔可解山嵐瘴氣，當然也包括SARS這種病毒。我們老早就提過檳榔是很好的健胃劑，也是非常好的殺蟲劑。曾有一個男孩患者，經過檢查確定有蛔蟲，我就在處方裡面加了一味檳榔，結果第二天就痾出一條蛔蟲來。檳榔裡面有一節綠色的藤子，吃了會全身冒汗，會心跳加速，冬天吃了會有禦寒效果，人家叫做蓽茇；在南部像南投、雲林一帶蓽茇種在田裡面，用竹竿搭架子讓它爬到上面去，它結的長長的果實，採收以後就切一片一片的放在檳榔裡；檳榔的石灰很多都是獨門祕方，有的甚至加類固醇，吃了以後人就精神百倍，每天睡眠時間只要二個小時就夠了，這是因為類固醇有興奮作用，這也是很多吃了這一攤的檳榔後，吃另一攤就覺得沒有味道，一定會回去買原來那一攤的檳榔的原因之一。

SARS同時會伴隨著肺積水，則用葶藶大棗瀉肺湯來治，葶藶子是十字花科的植物，可以瀉肺水，但是葶藶子作用比較強烈，所以加大棗來輔佐駕馭。

中醫西醫大不同

其實，把病治好是醫師的天職，但是如果因為治病反而把病患的身體搞壞了，算哪門子醫學？西醫對SARS束手無策，但中醫辨證論治，可說面面俱到。如果你有肺積水，就用葶藶大棗瀉肺湯；但心、肺是在一起的，所以心內膜也會積水，心臟積水的話，就用木防己湯，不僅可以治療心臟積水，也可以治療心臟瓣膜的閉鎖不全，不管二尖瓣、三尖瓣、僧帽瓣都可，它還可以治療室中隔缺損；一般肺與大腸相調理，很多呼吸系統的症狀，最後會出現腸胃性病變，包括肚子脹氣等，如果腹脹的話，就以平胃散做基礎，加一點大腹皮、神麴、香附等行氣的藥，吃了以後大便就會順暢；或用柏子仁、紫菀等，吃了排便就正常。

SARS患者病危時，西醫常常就進行插管，其實是很遺憾的。早年有位唐姓法官，他在兩家醫院前後看了大概有一年多，到最後沒辦法，只好氣切才能供給氧氣，待在醫院四樓外科的加護病房只能用抽痰器，機器二十四小時運轉，抽出來的痰黃黃濃濃、稠稠黏黏的。我給他吃了大約三天的麻杏甘石湯，抽出來的痰就和清水一樣，痰全部化掉，慢慢人就甦醒過來，後來移到普通病房，情況也恢復得不錯。只是後來不知道爲什麼，院方又要插管，要做檢查！這管一插就出血，一出血就感染，感染了以後就這樣走了！

3 皮膚疾患

◎【醫案】皮膚病

病歷號碼：73447
姓名：邱□□　一九六六・一〇・〇五生
初診：二〇〇二・〇一・一三
主訴：異位性皮膚炎，對花粉過敏，目癢，淚涕同流

患者自小皮膚炎、花粉熱，花開季節即出現主訴症狀，且看了三十多年醫生未見改善，藉從美國回台探眷抽空看診。

初診以加味逍遙散、玉女煎加元參、木賊、連翹、桑白皮。木賊草可治白

內障，更是很好的抗過敏藥，連翹也是很好的天然抗生素。一般皮膚炎是紅腫熱痛癢時，可用元參補水瀉火，用桑白皮瀉肺，因爲皮膚毛細孔都是與肺呼吸系統相應，服藥後眼癢現象緩解。但患者可能是個性比較緊張，所以一月二十三日二診將木賊草換鉤藤，鉤藤除抗痙攣外，對手臂不自主抖動也有療效。

患者是花開季節而有花粉熱，緊張過敏無可厚非，可是竟有人看到人造花也過敏，發生花粉熱症，當然他事先不知道是人造塑膠花，可見是心理因素所造成。

患者每週準時來診，一月三十日前都堅守原方，二月六日只在處方將鉤藤換決明子，因爲決明子也是眼科藥，對眼睛病變有很好療效。三十多年宿疾，經過六次治療，回美國之前就痊癒了。

過敏原有很多種，有人對漆樹過敏，只要走過漆樹林，頭就腫起來，很多人進入新蓋或整修的房子，因爲房子剛油漆過，回來後全身皮膚就發癢，很多的皮膚病變就這樣來的。

皮膚每一分每一秒都在呼吸，皮膚也是呼吸系統的單位，天氣熱時，它就會打開充分散熱；天氣冷時，它就會收縮，減少體溫發散，維持體溫恆定。所以皮膚是調節體溫的系統，同時也是代謝廢物的系統，體內廢物透過毛細孔帶出體外。

紅斑性狼瘡

一般人都有個觀念，認為大小便才是排泄廢物，其實從大小便所帶出的廢物只占所有廢物的四〇%左右，假定一天排一公斤的廢物，大該只有四百公克是從大小便排出來的，有六百公克是從汗腺毛細孔排泄出來。或許大家會發現，一旦感受風邪、寒邪，毛細孔一定會收縮，就會影響廢物的代謝，會沉澱在皮下，干擾皮下組織，造成癢的感覺，因為濾過性病毒會破壞組織，影響血液。像紅斑性狼瘡就是這樣形成的，沒有感冒時就相安無事，一感冒就會破壞血液，在顴骨的地方就會出現蝴蝶斑。

一般紅斑性狼瘡，不但在顴骨會出現蝴蝶斑，在咽喉部位會出現疼痛，在關節上也會疼痛、變形，在皮膚上出現像芝麻點者稱「痧」或「痦」，不過屬於氣分病。所有皮膚病中，最棘手、最不好處理的、醫學公認沒辦法治療的，就是紅斑性狼瘡。

事實上，紅斑性狼瘡也是皮膚病的一種，屬於血液病變，病症的原因第一個就是外感誘因，第二個就是飲食。治療紅斑性狼瘡，目前西醫只給類固醇，沒有第二種藥，用量之大，令你瞠目結舌。北投有個女生，國中畢業因爲罹患紅斑性狼瘡，開始吃藥，最高紀錄吃了二十八顆類固醇，吃到臉整個腫起來，全身肥胖，甚至長毛，精神好得不得了，每天只需要睡兩個鐘頭，食慾奇佳。

這樣一路吃類固醇下來，會破壞骨質，使骨質提早疏鬆，再加上身體重量的壓迫，當然會這裡痛那裡痛，而且所有止痛藥都沒效，後來她又回頭吃類固醇。惡性循環的結果，二十八歲那年髖骨關節就開始壞死，換了髖骨關節，髖骨關節能換幾次？台灣銀行有個黃小姐，前後換了三次，四十幾歲就結束生命。

有位曾小姐，不但尿血而且罹患紅斑性狼瘡。就診時我先以豬苓湯治療血尿，加味逍遙散治療紅斑性狼瘡，另加仙鶴草、白茅根、金錢草、藕節、石葦、連翹。豬苓湯出自仲景先生《傷寒論‧陽明篇》，〈少陰篇〉也出現過，臨床辨證上仲景先生告之，血結膀胱用桃核承氣湯，熱結膀胱用豬苓湯，水結膀胱用五苓散，冷結膀胱用當歸四逆湯。冷結膀胱就是小便白，水結膀胱是尿液貯存膀胱小腹有脹，熱結膀胱則小便頻繁但量少有色尿痛，血結則小腹脹痛尿痛尿血且口腔灼熱。

仲景先生提供我們辨證論治要點。豬苓湯治熱結膀胱，《黃帝內經》以及後代諸多文獻，提到熱傷陽絡則吐衄血，熱傷陰絡則尿血便血。陰陽之分以肚臍爲界，分成上下，上爲陽下爲陰，熱即升溫，熱傷陽絡即包含眼睛、鼻腔、口腔、咽喉、胃黏膜血管呈現充血現象，微細血管一旦承受不住升溫的壓力，就導致血管破裂，從鼻出血爲「衄血」，從口腔爲「吐」，眼睛爲「目衄」，牙爲「齒衄」，皮膚爲「肌衄」，肚臍以下小便道爲「尿血」，大便道爲「便血」。

所以身體任何一部位，只要出現出血，都屬熱象，故治療原則除止血外，施以涼性藥，在《金匱要略》提到，吐血的的第一方爲柏葉湯，此方中側柏葉是清血分熱的良藥，本方又有馬通汁，就是白馬尿，現代人找馬不容易，白馬更難尋，所以有人以人尿代替。

其二，仲景也提到三黃瀉心湯，三黃的黃芩清上焦之熱，黃連清中焦之熱，大黃清下焦之熱，所有大苦大寒的藥，都能使血管收縮，而出血正是血管擴張，我們用苦寒的藥使血管壁不破而止血。柏葉湯止血效果雖好，但藥材取得不易，而三黃瀉心湯又因爲三味藥都苦寒，我不喜歡用，故以豬苓湯代之。

豬苓湯內有滑石，有滑動作用，血管壁不容易破裂；阿膠對血管修護效果很好；仙鶴草止血效佳。藕節止血效果也非常好，內有藕粉，對血管壁有修護作用，配以阿膠止血效果更好。白茅根屬禾本科，藥性涼，如同黃芩、黃連、大黃，對血管有收縮作用，加上豬苓湯的滑石、白茅根，加元參，三藥涼血。如果沒有元參可以用生地黃，都可以減少、防止微細血管破裂。另，連翹屬茜草科，是很好的天然抗生素，可抗病毒，因爲紅斑性狼瘡是血液病也是一種病毒，所以加連翹。

第二診時，原方去元參改石葦，石葦屬於蕨類，其他沒有太大變化。第三診時曾女士告知，白血球已上升到五千八，正常値爲四千以上，而C2、C4指數都漸漸正常。短短時間，病況已經改善。

皮膚連通呼吸系統

古代就已經知道，痲疹、水痘是出過後就會終身免疫，不像現在打預防注射，大家仔細看看，有哪一個能做到絕對免疫？打痲疹免疫針後，出亞痲疹、出德國痲疹、出玫瑰疹，而現在的人對痲疹、水痘又沒有概念，家裡小朋友出痲疹、水痘，照樣讓他吃冰冷的東西，照樣讓他在外面到處亂跑吹風，導致很多小朋友得到氣喘、腸胃病，而且往往是一輩子的毛病。以前，我們出痲疹，長水痘，一定待在屋子裡，不能吹風，還要吃烤甘蔗、烤橘子。我常常會想，自從有了家電用品，人類就進入一場不同的浩劫，像是一場嚴重的災難。

台灣經濟到六〇年代才起飛，有了電視、冰箱等家電用品後，我覺得人類反而進入「悲慘世界」，因為吃冰涼品方便了，容易讓人生病，尤其是呼吸方面的疾病，在氣管就造成氣管病，當然還有皮膚病。其實老祖宗在《內經》裡就提到，呼吸系統與皮膚是同一體系，說肺是管皮膚系統，所以要養生實在得多注意環境與飲食，怎樣預防又比怎樣治療更重要。

現在治療皮膚病的藥，如果是抗組織氨的話，吃了之後就一直想睡覺；有些醫師更缺德，就給類固醇，病患一吃就好，一不吃卻比原來更嚴重。我看過許多病患，有位小朋友的身體沒一個地方完整的，爛到一塌糊塗，連頭髮都沒有，他父親是西醫，但是也沒辦法治孩子的病，除了抗組織氨和類固醇就沒有藥了。

中醫的治療方式可以外洗，可以內服。外洗的話用麻杏甘石湯，光麻杏甘石湯就有效，我們有時會加一點苦參根、百部、黃柏，可能也加些蒼耳子，因為麻杏甘石湯有去風熱的作用，尤其是石膏。內服的話也可吃麻杏甘石湯、玉女煎、六味地黃，一般要視病因病情而定，如果是喜吃冰冷所造成的溼熱，可能要用當歸拈痛湯、茵陳五苓散等，這些都是很實用的方。

富貴手

台灣也有不少人有富貴手的問題，內服的方我用當歸四逆湯，其中當歸可以補血，桂枝可以擴張血管，有促進血液循環的效果。外用的有紫雲膏，紫雲膏最主要的成分有當歸、紫草，紫草有活血化瘀的作用；韭菜水也有用，把手泡在裡面，大概一兩個星期就可以有不錯的療效。

皮膚癢

談到皮膚癢，我們可從《內經・素問至眞要大論》中，看到諸痛癢瘡均屬火，而風、暑、溼、燥、寒分別相應肝、心、脾、肺、腎，肝主風，心主暑，脾主溼，肺主燥，腎主寒。正常的時序變化，人體是能相應調整，一旦出現異常變化，人體不能適應，就會被風邪、暑邪、溼邪等外邪所侵，就產生火邪，繼續發展就成爲炎症的現象。例如咽喉、耳膜、眼角膜發炎。而皮膚造成癢症，就與心火有關，因此病在血液，當病毒破壞血液，出現在皮下，一塊一塊、一朵一朵像天上雲彩紅紅的，稱之爲「斑」，一點一點像蚊子叮咬，就稱爲「疹」，都與血分病變有關。

早在宋朝有一位兒科專家錢乙，又名錢仲陽先生，在所著《小兒藥證直訣》裡，就已經提到凡是皮膚病變，也要與五臟相應結合，例如肝主水泡，心主斑，脾主疹，肺主膿，到了腎臟就沒有症狀；同時也提到病歸腎會變黑，如果我們仔細觀察腎病變的患者，面色都是黧黑的。通常我們治肝水泡用茵陳五苓散，斑疹就用玉女煎，膿泡就用排毒藥如桔梗、連翹之類的。

總之，身體的癢，根據《內經・素問》的「至眞要大論」中，諸痛癢瘡皆屬於心火，如不用清熱涼血，解熱退火藥又怎能治癒？

此外，冬天氣溫十五度以下，有人全身就會癢，夏天溫度二十五度以上，有人兩手會流汗，兩腳到晚上就會覺得脹脹的，癢症病患確實不少。當歸四逆湯是最好的處方，夏天手會流汗是陰虛，兩腳會脹與血液循環有關，因爲心臟血管把血液送到末梢，回流比較緩慢，就用當歸四逆湯；手汗的話要加柏子仁，或加桑枝、元參（玄參），桑枝能作用在手掌，柏子仁有安定交感神經的作用。

中醫有方，標本同治

我們處理過一位史老先生，有四十多年的皮膚病，只花很短時間就治癒。又有一魏小姐，二十多年皮膚病，看半年就改善。楊小姐則有三十餘年的皮膚病纏身，也很快痊癒。我很感動的是，現任榮民總醫院皮膚部的劉漢南先生，前幾年任職實和聯合診所副院長兼皮膚部主任，保守估計他曾介紹三百例以上患者來診。

有很多同道問我，對皮膚病的處理方向原則。過去我們曾看過出生七天皮膚潰爛的病案，試想，一個只出生七天、十四天、二十一天、三十天就皮膚潰爛或有異位性皮膚炎的嬰兒，與飲食關係應該不大，我就以六味地黃丸加玉女煎同用，這是補先天不足方法，標本同治；其他如連翹、元參、薏仁、桑白皮，則視病況斟酌用藥。第二是針對飲食不當，當以小柴或其他變方如逍遙、加味逍遙等劑加玉女煎及其他單味藥。第三是肺氣不宣造成的，就以宣肺法，如麻黃系列的麻杏甘石湯等。第四是營衛失調，就以桂枝系列或麻桂系列，也有用柴桂系列。

所以針對不同臨床見證用不同治則與處方，不管異位性皮膚炎、脂漏性皮膚炎，幾乎都能處理妥善。以二〇〇二年我們的電腦統計資料，皮膚病變高達九四九例，〇三年也有六七六例，就可想像皮膚病的患者有多普遍。

皮膚病變主要是大環境影響，第一是空氣汙染及飲食，由於現在食物都有很多添加劑，對人體造成或多或少影響。第二是生活步調緊張，忙碌疲倦，影響人體免疫功能，抗病力就差。第三個原因是服藥不當，因服藥不當造成皮膚病變的不少，也因此讓我感受不吃藥比吃錯藥還好，因爲不吃不影響人體，不會破壞血液，吃錯藥留在人體，造成血液、生理變化。

我舉個例子，有一電子工廠吳姓負責人，爲了員工旅遊到南部，順便參觀一家藥廠，每位參觀者都拿到一份黑藥丸，還標明有病治病無病強身，員工當場吃下，個個眉開眼笑。吳先生回台北之後才服藥，結果引發全身皮膚過敏反應，嘴唇腫如豬八戒，連生殖器都腫大。他不敢看西醫，以免因生殖器腫被懷疑在外不軌，最後向我求救。我問他家裡有沒有黑豆或綠豆？因爲綠豆解百藥毒，黑豆甘草就是解毒湯。如果有黑豆、綠豆，就趕緊煮服，可緩解中毒。

至於大環境、自然生態造成種種皮膚病，要依賴政府督導改善，幾乎不可能，大家只有自求多福。

我看過的皮膚病大概有數千例，有些很簡單的皮膚病，用單味藥就可處理得很好，像香菜就是專門治皮膚病的。香菜和芹菜都屬繖形科植物，很多面積小的、不很嚴重的皮膚病，把香菜洗一洗，撿掉髒、黃的部分，弄乾水分，找個有蓋子的廣口瓶子，加一點米酒或米酒頭，哪裡癢就擦哪裡，很快就好了。

韭菜也能解百藥毒。同樣先把髒、黃的部分撿掉，再洗乾淨，一次大概半斤，燙一燙後撈起來加點醬油膏、柴魚，當一道燙青菜。燙過的水不要倒掉，可以喝，也可以洗患部，我有很多成功的皮膚病病例，洗一洗韭菜水就好了。

夏天很多人長痱子，尤其是嬰兒。人情緒愈激動，痱子就癢得愈嚴重，這時候苦瓜就派上用場。把苦瓜洗乾淨剖開，挖掉籽，切薄片，丟到開水裡煮，煮了後撈起紅燒，或燉苦瓜湯都好吃；而苦瓜水就可以拿來洗痱子，洗幾次就好了，不需要用藥膏。

我所提供的這些方，縱使沒有效果，也不至於有副作用，不會對人體有傷害，而且又簡單、又方便、又便宜、又有效——簡便廉效就是我這些年來推廣醫學養身保健的最終目的。

4 肝膽疾病

◎【醫案】急性肝炎

病歷號碼：77893

姓名：楊□□　一九七五・〇一・一八生

初診：二〇〇二・〇九・一六

主訴：肝指數三千多，急性肝炎，黃疸指數十三，食慾不振，暈眩，嘔吐，睡眠障礙

這位楊性患者因爲生活作息不正常，罹患急性肝炎，也因此會出現疲勞倦怠、噁心嘔吐、眩暈、食慾不振、睡眠障礙等症狀。醫院要他做切片檢查，如

果有問題，就要做化療，後來經其父親陪同來診。

張仲景先生《金匱要略》開宗明義第一章，治肝病的大原則是「見肝之病，不治肝病，當先實脾。」一個人罹患肝病，不吃東西而腹脹，吃後又更難過，難免會引起噁心嘔吐。我們治肝病不是直接對肝進行調整，往往先健運脾胃，恢復腸胃消化功能後，肝木就無法克制脾土，肝病也因而改善。

不管是早期治療大法或肝膽病專家處方用藥，除了照顧脾胃功能外，往往也讓肺金不克肝木。有一名方「一貫煎」，只用了六味藥：當歸、熟地黃養肝血，枸杞補肝腎，川楝子疏肝氣，沙參、麥冬入肺金，就是用來養肺陰。肺屬金，養肺陰就是用此法治療肝病的原理。至於睡眠障礙，每一個人一想到肝病就非常棘手，所以稱爲「國病」，老祖宗在七情相應，肝是相應七情的怒，而怒自然會影響睡眠。

初診九月十六日，施以茵陳五苓散、小柴胡湯、葦根、金錢草、柏子仁、茜草、白茅根，另囑以茵陳蒿一兩、白茅根二兩，煮水當飲料喝。茵陳五苓散出於仲景《傷寒論》的五苓散加茵陳，對肝膽病有退黃作用，效果很明顯。仲景先生把黃疸分熱疸與穀疸、女勞疸、酒疸，對不同病症，處方用藥就不同。

後代又分為陽黃、陰黃兩類，陽黃表現的膚色明亮如橘子色，陰黃膚色暗如黧黑。熱疸是外感熱性病引起，因此熱疸、酒疸屬於陽黃範圍，穀疸、女勞疸歸類為陰黃範圍。

如果好好體會仲景的《金匱》、《傷寒論》，就會懂得辨症與用藥，絕不至於像一些同道，不管虛實，都用龍膽瀉肝湯，這樣是不對的做法，因為不分寒熱虛實，在臨床治療就無法充分掌握。

小柴胡湯是少陽病的處方，少陽有足少陽膽經，手少陽三焦經，小柴胡湯不管是針對足少陽膽的系統或手少陽三焦淋巴系統，都能產生很好的療效。

葦根屬禾本科植物，屬性涼，有關藥物學文獻，治療噁心嘔吐效果很好，也可解河豚毒，日本人嗜吃劇毒的河豚，如果不善烹調，而貪口腹之欲，往往因而喪命，葦根既然可以解河豚毒，而肝膽在《內經》、《金匱》、《傷寒論》都說是「溼瘀熱鬱，黃疸生焉」，所以葦根可用於清熱、解毒、利溼藥。金錢草屬菊科，凡菊科植物都可用於清熱解毒。白茅根亦復如是。柏子仁有安神作用，故用於治療睡眠障礙，而茜草根就有化瘀作用。

九月二十三日二診患者告知，服前方後，肝指數由三千多降到一千二，黃疸指數由十三降到九，反應很好。但又告知初診時有口苦、小便量少症狀，因此只稍微調整用藥，噁心嘔吐已經改善，所以去葦根加天花粉，即瓜蔞根，在藥物學上可治肝膽病。睡眠障礙業已改善，所以去柏子仁改澤蘭。

十月二日三診，肝指數很明顯的由一千二降到五百，黃疸指數由九降到五，所以保留茵陳五苓散、小柴胡湯兩基礎方，加車前子治療小便量少。車前子在文獻中告知，利水而不傷陰；再加一味很好的消炎利溼退黃的梔子。

十月二十一日四診，因爲效果佳，所以不改方。十一月一日第五診，肝指數已由五百降到九十，黃疸指數降到二・八，所有肝膽症狀已經明顯改善，將小柴胡湯改小建中湯。另患者告知咳嗽，加浙貝母一味。

浙貝屬百合科，內含皀素，有止咳化痰之效。小建中湯出自《傷寒》、《金匱》多次，在傷寒方內出於少陽病；在〈太陽篇〉是治腹痛；在《金匱要略》第一次出自〈虛勞篇〉，可以治療虛勞裡急腹中痛；在〈肝膽病篇〉，提到男子疲勞，面色萎黃，當以虛勞，小建中湯主之。同時也出現在〈婦人病篇〉，婦人腹中絞痛，當以小建中湯主之。

十一月十五日第六診，所有肝膽症狀已經接近正常數值，把原來的小建中湯換成七味白朮散，以改善食慾不振，並加上神麴。

七味白朮散出自於宋朝小兒科聖手錢乙先生的《小兒藥證直訣》，建立在四君子湯架構上，加木香、藿香、葛根，不過後人也有人加香附、藿香、葛根。臨床上，如果用於止痛，以木香爲佳，如果用於芳香健胃，以藿香較擅長。香附在藥物學中，說用於奇經八脈、十二經脈，爲氣病總司、女科仙藥，所以用於全身就應以香附爲主，它屬於莎草科，生命力強。藿香爲唇形科，有精油芳香健胃。木香清熱解毒。

錢乙先生也提到，治療腸胃病除五味異功散外，用七味白朮散有健運脾胃效果，除了這些療效外，還可治療糖尿病，我個人喜歡也常用七味白朮散。至於神麴是由六種不同藥組成，經過處理後，壓成小方塊，神麴所含的酵素，不亞於市面上販賣的優格酵母乳。

我曾有意發展可以立即沖泡服用的「烏神茶」，由烏梅、神麴組成，對現代人過食油膩或偏食容易腹脹，或嗜食膏粱厚味的人，或腸胃功能不佳的人，用烏梅幫助消化，神麴的酵素作用則可以幫助胃腸蠕動，如果發展銷售，肯定會造成轟動。

十一月二十九日七診時，患者告知肝膽指數完全恢復正常，因此將七味白朮散調整爲加味逍遙散。之後定期來複診追踪，狀況也一直維持穩定。這是一個很成功的病案。

人世間有很多人事物都靠緣分，我一九九六年間在林口長庚中醫部看診，到九七年七月因病患實在太多，從早上八點半看到下午四點多才自己開車回台北，又續往台北、中和看診，常無法按時用餐。公務員楊腹從公，我也已經幾近楊腹從醫境界，所以有次在高速公路因疲勞過度，邊開車邊打瞌睡，之後我決心將車子送人，自行叫計程車往來，這位長期載我的司機就是楊姓患者的父親，無此緣分，他小孩急性、猛爆性肝炎，生命危在旦夕，也不會找到我。我常告慰自己，果眞是有緣，才能幫這位楊姓父子處理棘手問題。

肝爲罷極之本

現代年輕人很喜歡熬夜，飲食又不正常，造成很多奇奇怪怪的疾病。有位郭先生小孩就讀交通大學，每天要凌晨三、四點才就寢，往往體力還沒恢復，次日又上學，再加上在校外飲食，回鍋油炸煎烤，都沒有忌口，導致滿臉青春痘，日復一日，結果有一天發現乳房竟然長了硬塊，嚇得他不知所措，才由父親陪同來治療。我們要他調整睡眠時間，從凌晨三點調整到十二點、十一點睡覺。乳癌不止是女孩才罹患，男人一樣也會有，這位交大郭姓小朋友，經過這次治療後，總算乖乖按時作息，也不敢任意在外飲食。

我曾經建議教育部安排大學生必須參觀大醫院的腫瘤病房，在那裡有非常多的年輕人罹患腫瘤病，我們看了非常不忍心，就因爲作息不正常而葬送了寶貴生病，這種課程安排，一定有警惕作用。因爲這些人耗費多少社會醫療成本與資源，這些E世代新新人類，凌晨狂歡飲酒嗑藥，只能用「和尚打傘——無法無天」來形容。爲人父母承受的傷痛就不是言語所能形容。

早在兩千多年前，祖宗在《黃帝內經》就提到「肝爲罷極之本」，就是說疲勞的形成，可能消耗肝糖所致，另外出現眩暈症狀，在《內經》七十四章至眞要大論中，有一段病機十九，開宗明義就說：「諸風掉眩皆屬於肝。」無論什麼原因造成的暈眩，都與肝臟有關。

「血壓高」在中醫文獻上沒有這名詞，而是稱爲「肝陽上亢」，一般血壓高除了暈眩之外，頸椎會有僵硬的感覺，兩手麻木，每到下午三到五點的申時、五到七點的酉時，在顴骨部位就會出現潮紅現象，好像女孩搽了胭脂，走路飄飄地頭重腳輕，所以血壓高、血壓低都會出現暈眩。血壓低也和肝臟血管有關，小腦長惡性腫瘤，也會導致暈眩，我們診斷小腦是否有病變，可以請患者兩手自然平伸，手指會抖動的就可能有病變；不過手指的抖動除與小腦病變有關外，還有甲狀腺機能亢進、帕金森氏症、嗜酒成性、酒精中毒等都會出現。

另外，眼壓高也會暈眩，不過眼壓高的病患自己會感到眼眶有腫脹感，幾乎可以自己推斷眼壓超過二十的正常值。如果頸動脈有基底動脈呈現狹窄現象，血液無法上升到大腦，也會造成大腦因爲缺氧而暈眩。

前面介紹各種症狀中，呈現小腦病變與頸動脈狹窄比較棘手。中醫文獻提到肝腎陰虛，是無法透過西醫檢查出來的。如果肝腎陰虛，就用杞菊地黃丸因應；基底動脈狹窄，就用眞武湯；眼壓過高，可用苓桂朮甘湯；如果小腦病變，除了用眞武湯，也可用生脈飲，強化心血管將血液輸送到大腦。高血壓有大柴胡湯、防風通聖散、鉤藤飲、天麻鉤藤飲降壓，如果低血壓就用強心補血藥。

另一個暈眩原因是腸胃系統的消化功能較差，影響了食物的消化吸收，導致清陽不升、濁陰不降現象。清陽要升，出上竅即從鼻腔、口腔；濁陰要下降，出下竅就從大小便道。一旦清陽不升，上竅矇蔽就會暈眩；濁陰不降，就出現腹脹、腸胃系統病變等。兩千年前老祖宗對暈眩體驗就有深入的體認，我們的頸部基底動脈狹窄就與心臟血管有關，眼壓過高則與肝有關，因爲肝開竅於目。

台灣是罹患肝病非常高的地區，根據統計，一百個人中大概有七十個罹患肝炎，包括帶原的病例。造成肝膽病變的原因，與傷風感冒發燒有絕對關係，一旦感冒發燒，就會破壞膽囊或影響到膽管，出現發炎阻塞的現象。所以有很多的肝膽病都是由於感冒發燒而來，臨床上有太多太多例子，包括急性肝炎、急性黃疸，甚至還有猛爆型肝炎，都是因爲感冒誘因所造成。嚴格說來，患者可能本來體內就有潛伏因素，加上感冒誘因，就導致急性發作，所以有人一感冒，肝指數就直線上升，甚至於全身出現黃疸。

另一個管道，就與飲食有關。中國人的飲食文化常常不太注意衛生，因此容易造成感染。

中醫看診見微知著

就感冒誘因造成的方面，中醫臨床上有些方劑來對應，飲食所造成的，當然也有些處方。中醫的分類與西方醫學不太一樣，西醫把肝病分成A型、B型、C型一大堆的，我覺得實際上沒什麼用處，因爲怎樣分類都無藥可治。

中醫則不同，有臨床上的見證。因爲肝膽疾病，一開始通常會暈眩，最古老的中醫文獻就講「諸風掉眩皆屬於肝」，風是一個過敏原，就是會有搖晃的感覺，眩就是暈眩，所以暈眩現象，中醫通常歸因在肝膽方面。還有眼睛乾澀、長眼屎，眼垢多等等問題，因爲肝開竅在眼睛。另外，一般肝膽病的人情緒都不太穩定，比較容易生氣；相對地，常生氣的人也比較容易得肝病。所以我常對朋友講：「學中醫有個好處，就是能陶冶身心，時時提醒自己不要生氣，因爲生氣得到肝病的機率比較高。」

接下來，肝病的徵兆會耳鳴，這是因爲少陽經繞到耳朵，尤其是手少陽三焦經，耳朵外有幾個穴道：耳門、聽宮、聽會都在這裡，所以會出現耳鳴現象；然後嘴巴會苦，五臟六腑裡只有膽會苦，如果說你早上睡醒或午睡起來嘴巴會苦，口苦咽乾，與肝膽就有絕對關係；胸口會很悶，如果是感冒引起的話，胸口的淋巴回流會發生障礙，胸口會悶，胸脅苦滿，包括肋間會有脹脹的感覺。

南投草屯林太太因爲和老公吵架，右脅鼓了二十公分硬塊，因爲她老公在深圳做生意，剛去時還很規矩，每天打電話，定期回來，隔一陣子電話也不打，人也不回來了，在中國包二奶。是可忍孰不可忍，她跑去和對方吵了一架後，身體竟鼓出個二十公分的硬塊，只好回來就醫。沒想到有家醫院的醫師叫她可以準備辦後事，她嚇壞了。這樣的情況，中醫稱爲「肝氣鬱結」，與情緒有關，了解病因當然有方可治。

肝病治療不從肝醫

老祖宗在《金匱要略》開宗明義第一章第一條就說：「見肝之病不治肝病。」見到肝病不從肝治療，「必先實脾」，意思是先把腸胃功能處理好，肝病自然就會好。所以中醫有隔一、隔二、隔三的治療。譬如頭痛，常常是從腳底治療，叫隔三、隔四，不是直接治療，這也是中國醫學神奇與奧妙之處。有人一生氣會肚子脹，中醫就用如神麴、香附、大腹皮這一類的藥，因爲都含有酵素，可幫助胃液分泌，消除消化酵素，自然肚子脹的現象就會改善。

另外，肝經從腳大拇指的大敦穴開始走到生殖器旁邊的五里穴，繼續往上走到乳頭，乳房與兩個經絡有關，乳頭屬足厥陰肝經，乳房屬足陽明胃經，乳房要豐滿一定要從這兩個系統處理，這樣一路上來，它繞著你的生殖器，所以通常尿量會比較少，顏色會比較深，我們的尿一般是淡黃，如果顏色深黃，就表示肝膽有問題了，因爲我們的膽汁分泌大部分隨著大便排出體外，所以大便基本上也是黃黃的。

膽汁一天分泌的膽色素假定是兩百個單位，大概有一百九十幾個單位是隨著大便排出體外，極少量隨著尿液排出體外，我們一般稱尿膽鹽或尿膽素。正常尿液顏色是淡黃；如果是深黃色，意味著膽汁分泌或膽囊或膽管有問題；如果是咖啡色就更要注意，去檢查的話，肯定肝、膽指數都很高，膽色素也一定高於一‧二，很明顯地在眼睛鞏膜和角膜處就可看出黃疸現象，而且膚色、甚至指甲都會變黃。

一般膽指數、膽色素升高的話，第一個反應就是癢，第二是出現灰白色大便，因爲膽色素不走大便道，所以大便就不是黃的，而呈現灰白色。

當然，皮膚癢不一定全是肝出問題，因爲肺主皮毛，皮膚毛細孔就是呼吸單位，身體中的廢物會每一分每一秒透過毛細孔帶出體外，尤其現代人的生活，由於家電用品的流行，大家已經習慣冷氣空調設備，外面的溫度是三十幾度，一進到冷氣間的溫度是二十幾度，這中間的溫差將近十度，有些人對氣溫適應的功能比較緩慢，尤其是肺功能比較差的人，這樣一來，代謝廢物沉澱皮下，干擾癢覺神經，肯定就皮膚癢。還有空氣品質差，也會讓皮膚癢，有個醫師罹患皮膚病十幾年，怎樣都治不好，出國旅遊兩個星期就沒事了，這意味著國外一些比較沒有開發的地方，空氣很清新，當然就不會有不良反應。總之，皮膚癢未必是肝膽功能造成的。

從尿液看健康

尿液是生活、飲食正常與否最好的指標。

一般人每天早上多半是因尿急才起床，當然有人是迷迷糊糊地撒泡尿又去睡回籠覺的，所以常常不清楚尿液顏色。其實，第一泡尿很重要，一定要觀察仔細，看是不是顏色很深，或有血尿，或像洗米水一樣混濁，或是泡沫很多，有各種不同的現象。如果泡沫很多，像洗米水一樣混濁，意味著腎臟功能有問題，顯示你昨天吃得太鹹或太多加了防腐劑的東西。

如果尿液紅紅的，第一個要考量是否感冒發燒，因爲感冒發燒會影響到下腹腔的血管，形成充血現象，有的血管比較脆弱，導致微血管破裂，就會有血尿；第二個要考慮可能有結石，因爲稜形或多角形的石頭，滑動時劃破微血管，當然尿液就會紅紅的，有些人會嚴重到整個馬桶都是紅的；熬夜，抽煙抽得兇，也容易血尿，因爲抽煙會讓微血管收縮，微血管一收縮就影響到氧氣供應，所以臉色會發青，喝酒臉色就會發紅，都說菸酒不分家，後來我才恍然大悟，抽煙臉色發青，喝酒臉色發紅，所以邊喝酒邊抽煙就會面不改色。

像咖啡色的尿，就肯定與肝膽有關係。所以奉勸大家，每天早上仔細觀察尿液和糞便，然後調整生活、飲食習慣，就可以未雨綢繆，防患於未然。

抽筋也與肝有關

有些人很容易抽筋，這問題要考量他是否喜歡吃冰、冷飲，人體體溫約攝氏三十六度半，冷飲的溫度幾乎都在零度以下，三十幾度的體溫碰到零度的冰冷飲，馬上就會起收縮痙攣反應。如果常抽筋，又很少吃冰冷飲的話，那就可能和肝有關係，因爲中醫認爲：肝主筋，腎主骨，脾主肌肉，心主血脈。所以腸胃消化系統差，造肉機能就差，人就長得瘦瘦乾乾的，如果出現骨骼問題，治療上從腎這方向處理，心臟把血液送出去要看它的功能，力量夠不夠把血液送到末梢再回流，所以心主血脈。

所以，常常抽筋，很可能就是肝血不足，從頭到腳每個部位都有表徵來告訴你，你的肝膽是不是已經亮起紅燈了。

以上我們所講的這些症狀，不一定要全部齊備，只要有一兩種，就可以肯定肝膽已有問題。西醫沒有藥，只能要你多休息，多吃高營養食物，吃些保肝片、肝安能，甚或打些諸如干擾素的藥，但根本沒有用。嚴重的話，吃藥也會導致肝膽病，我在某大醫院看過兩例，有個女的吃藥吃到全身黃疸，住院住了十天，還做肝臟組織切片，記錄一大堆，她拿來給我看，我說不想看，因爲我只要把她的肝膽病治好就好了，結果就診兩個星期後，黃疸全退了，肝指數也正常了。

論治肝膽病，陰陽分兩類

現代把肝膽病分成兩大類，其實老祖宗在漢朝時就把肝病分成陰陽兩大類：望診時看起來像橘子色，鮮明有光澤的就是陽黃症，暗暗的黑黑的就是陰黃症。

陽黃症又分兩大類：熱疸是因感冒發燒造成的，另外還有酒疸，喝酒會引起很多肝膽病，如果加上心理壓抑、情緒問題，就更嚴重，所以最好不要喝悶酒。喝酒會傷肝，冷酒會傷胃，無酒會傷心，你看看到底要傷肝、傷胃，還是要傷心。

陰黃症也分兩大類，一類叫穀疸，另一類叫女勞疸，第二類與性生活有關，性生活沒有節制會引起肝膽病變。還有黑疸，古老的文獻裡，也有提到現在最可怕的猛爆型肝炎，名稱爲「急黃」。猛爆型肝炎在西醫的數字中，死亡率達百分之九十幾，罹患猛爆型肝炎最快三天就掛掉，因爲急黃會出現肝昏迷現象，治療時間如果掌握得宜，中醫可是兩三天就讓患者從加護病房轉到普通病房。有位某醫院的羅姓病患，一到加護病房就被開病危通知，我給他服用茵陳蒿湯加減後，三天之後就出加護病房了。當然，不是每一例都可治好，但是起碼傳統醫學有藥物可對應。譬如女勞疸用礬石硝石散，穀疸用茵陳五苓散。

柴胡系列治療肝膽

通常治療肝膽病，大概有幾個藥方可以考慮，一是柴胡系列：有小柴胡湯、大柴胡湯、柴胡桂枝湯、柴胡桂枝乾薑湯、柴胡龍骨牡蠣湯等。小柴胡湯中有人參、甘草、生薑、大棗，體質較虛者比較適用。大柴胡湯中有大黃、枳實，通常身體比較壯實或病情比較急，才會考慮。柴胡桂枝乾薑湯中，乾薑是很好的止痛藥，另外，牡蠣殼是軟堅的藥，其實所有生長在海裡的動物、植物、礦物，都有軟堅作用，所以我常奉勸大家常吃海裡的動植物，腫瘤形成的機會就會減少，每天配合泡些金銀花、黑豆、甘草的茶當飲料，少吃外面的垃圾食品，已經成形的腫瘤，柴胡桂枝乾薑湯都能把它消解。

值得一提的是，如照《傷寒論》條文，柴胡桂枝湯可以治療的範圍很窄，但經我臨床體驗，反覆思考，發現對精神官能症有很好療效，我也處理過現代醫學找不出發熱原因的病症，加上白虎加參湯，可以使不明原因熱象緩解。有一位學士後中醫鄭同學，親戚住彰化某醫院，全身水腫，西醫用利尿劑無效，結果他用調和營衛、疏通三焦的方法，竟然全身水腫消退。又有一次，他同學發燒用柴胡桂枝湯加解熱劑，兩三天後不但退燒，胸部從A罩杯變B罩杯。偶然的發現，可以思考邏輯，用來豐胸。

更不可思議的是，有一台大電機系畢業後考取中醫的孟傑同學，產後生怪病，只要一躺下，背部、風門、膏肓部位就有一股涼颼感，起身即消，回婦產科治療也未見改善。孟傑用柴胡桂枝湯加味，只服一包，困擾這位產婦的問題即迎刃而解。同學問她何處學得此招，她從實告知是念台大參加傳統醫學社，受張步桃老師薰染感召，參加中醫考試，由台大電機畢業，改行中醫。另一位是台大農工系畢業的沈睦森，也改行中醫，他們辛苦考上台大，畢業後又參加特考，非常辛苦，可以告慰的是他們常感欣慰，因為很多同學修到博士，工作卻不穩定，而他們選擇中醫，工作收入都穩定，又可助人。在台大傳醫社受我影響的同學頗多，有時我也無法確定影響別人改行中醫是對是錯。

可以解毒的還有天花粉，也就是瓜蔞根，是葫蘆科植物。所以我也建議平常多吃葫蘆科植物，如絲瓜、葫蘆、冬瓜、苦瓜、大黃瓜、小黃瓜、南瓜等，南瓜還可解菸毒和鴉片毒，解鴉片的菸毒，除了南瓜外還有甘草，《潛齋醫書》記載，解菸毒最好的就是南瓜和甘草汁。

但是，南瓜對有糖尿病、皮膚病的人不好，因爲它的植物性脂肪比較多，容易造成皮膚組織潰爛。所以如果你皮膚潰爛，老一輩的會告訴你南瓜、茄子儘量不要吃。茄子是茄科植物，它有毒，但有預防中風的作用，它能軟便，會幫助滑腸。

葫蘆科植物除南瓜外皆屬寒性，西瓜又名天生白虎湯，有退燒作用，所以發燒多吃西瓜也會退燒降溫，作用就像白虎湯：白虎湯有石膏、知母、粳米、甘草四味藥。很多人認爲中藥退燒比較慢，眞是百分之百的錯誤，只要辨證正確，一包藥就可退燒，我就用白虎加參湯。

瓜簍根也很有意思，瓜簍根是學名，國科會生物處每年都會接一些研究計畫，很多年前就有人研究過瓜簍根可對抗ＡＩＤＳ，因爲它含有葫蘆瓜素，對ＡＩＤＳ病毒有抑制效果；瓜簍根也可以抗腫瘤，可以散結，也就是散掉硬塊。

茵陳系列也有效

肝膽病除了柴胡系列，另外我會考慮茵陳系列的方子。茵陳蒿湯對猛爆型肝炎、急性肝炎有一定效果；對陰黃症，我會考慮茵陳五苓散；對陽黃症，我會考慮茵陳蒿湯。

茵陳蒿湯只有三味藥，但不要小看它，三味藥可說是面面俱到。黃疸指數升高，肝指數升高，單一味茵陳就是很好的退黃藥，但是要重用，一般用二兩，很便宜。它屬菊科植物，所以不妨在選擇蔬菜、藥物時，多找些菊科植物，多有好處。比如常常長眼屎的人，就用菊花、金銀花加兩三片的甘草泡茶，眼睛就會舒服，對肝臟又好。茵陳、菊花、萵苣、A菜、咸豐草、紅鳳菜、茼蒿菜都是菊科植物，通常菊科植物有些苦味，所以有些人不敢吃。

茵陳蒿湯裡的茵陳是非常好的退黃藥，假如尿液顏色是咖啡色，不妨加白茅根。陽黃症屬實證，可以用茵陳蒿湯。如果是虛證，我就考慮用茵陳五苓散、茵陳理中湯、茵陳四逆湯，一般望診時如果臉色暗沒有光澤，大都屬於陰黃症狀，所用的藥就屬熱性的藥。

慎服藥，養肝血

大家看報紙常看到整版的肝病藥丸，實在很可怕。基本上，如果藥廠向衛生署申請許可證時，是幾味藥就幾味藥，不允許再加其他的藥，因為加了其他藥，會產生什麼變化，沒有人知道，也就是說，要加其他東西，一定要先做毒理實驗確定有無毒性，再做動物體外實驗，再做人體體內實驗，這整個過程下來，沒有五年八年十年，這個產品不可能出來。總之，浮誇廣告的藥千萬不要買，很多都有問題，正派經營的藥廠會讓客戶知道方子裡的成分與作用，不會大打廣告。

我記得有位余先生，罹患肝病住在某醫院，本來肝指數只有三百多，他去買廣告的肝病藥丸吃，一吃肝指數升到八百多、一千多、一千六百多，因爲那個藥丸裡有幾味藥是大苦大寒的藥，像龍膽草、梔子、黃芩，這三味藥用在實證還可以，用在虛證就不行了。

面對肝膽疾病，除了注意藥物之外，生活習慣更是重要。如果飲食習慣不好或過度疲勞，都會影響肝膽健康。

你一定聽過，人最好晚上十一點前睡覺，因爲子丑時走肝膽經，一定要休息。兩千年前老祖宗就說人的血液「臥則歸肝」，休息時血液順著肝的門脈、靜脈回到肝臟，所以不能太累。

太勞累就要養肝血，逍遙散讓人快樂逍遙，還有加味逍遙散，比逍遙散多了梔子、牡丹皮兩味藥，因爲治療肝病、肝腫瘤、肝硬化一定要用活血化瘀軟堅散結的藥物，牡丹皮就是活血化瘀的藥，屬毛茛科植物，與芍藥同科，芍藥、牡丹連開的花都很像。加味逍遙散裡有芍藥也有牡丹皮，一般過度疲勞，肝血不足、情緒壓抑時，因爲逍遙散能清肝理脾解鬱，所以很好用。婦科更會用到，尤其更年期時的一系列症候群，就是用加味逍遙散做基礎，加一些疏導、緩和、安定的處方。

另外就是用一貫煎，這方子是明朝一位醫師所創，裡面有養肝血的藥如當歸、地黃、枸杞，有麥冬、沙參等補肺的藥。中醫理論認爲肝屬木，因爲金能剋木，所以用沙參、麥冬來柔軟滋養，另加一味疏導的藥。另外，小建中湯、黃耆建中湯、歸耆建中湯都有輔助作用。

肝膽疾病如果很明顯是膽的問題，就從膽治療。以膽結石來說，可用大柴胡湯、小柴胡湯，四逆散有時候也用得上；對肝氣鬱結，四逆散也很有效。四逆散有四味藥：柴胡屬繖形科植物，有舒肝氣、促進膽汁分泌的效果；還有甘草、枳實、芍藥，芍藥和甘草都是很好的止痛藥。

5 中風與其他腦部疾病

◎【醫案】中風

病歷號碼：42766

姓名：黃□□　一九二七・一一・二〇生

初診：二〇〇三・〇三・〇六

主訴：中風，半身不遂，左手痛，行動坐輪椅，消瘦，口腔潰爛

患者因爲中風，須倚賴輪椅，消化吸收不良，形體消瘦，口腔又潰爛，本著「急者治其標，緩者治其本」的原則，初診以甘露飲、連翹、遠志、竹茹、懷牛膝、薏仁、骨碎補，續斷治療其口腔潰爛。

三月二十日二診告知，口腔潰爛已改善，但大便不成形，所以本診就針對中風治療。以柴胡龍牡湯、佛手散、遠志、丹參、竹茹、柏子仁、延胡索治療。柴胡龍牡湯主之，胸滿、胸中煩悶、煩驚就是情緒不穩，不能自轉側就是運動神經不利，而佛手散可活血化瘀，雖然才二味藥，但對擴張血管及止痛有很好療效。一般會用四物湯，但四物湯內的地黃黏膩，應該照古法炮製，可惜現在很難找到九蒸九晒的熟地黃，如眞照古法炮製，價錢差到九倍，但放五十年都不會壞。現在雖然不貴，但耗費人力的成本，遠遠超過藥材本身。用遠志是通竅，竹茹是通絡，柏子仁安神，和竹茹同用可安神又化痰，丹參活血化瘀，延胡索止痛。

四月十日三診，陪診的兒子說已可從輪椅下來走路，並到附近公園散心聊天，但因糖尿病未能忌口，喜歡亂吃，之後就舊病復發。無獨有偶的是，他弟弟也中風，本人未親來看診，是由黃□□的兒子來代訴症狀，我以同樣處方加減後，也很神奇的能從輪椅站起。

談到這裡，我想起一個病例，一九九一年左右，我定期到苗栗頭份佛光道場演講並義診，當初促成這件事的是苗栗客運頭份站站長鄧煥禎先生，當時有兩位中風病人，一女一男，女的坐輪椅，用光復節假日看診，我也是以柴胡龍牡湯為主，加開竅醒腦、通竅化瘀的藥，結果只服一次就能站起來走路；半個月後，即十一月十二日國父誕辰紀念日，由親友從頭份陪同來診時，已不用支架，只須家人扶持來中和診所，才服兩週就有驚人效果。之後我每到頭份講座及義診，她都會向前來問我：「認不認識我？」

激發求生意志

另一男患者，年歲較高，但因照顧的人多，我開玩笑說，應該放到野外，讓他求生，病就很快好，雖然不人道，卻符合《孫子兵法》「置之死地而後生」的法則，因為沒人照料，他上廁所、吃飯就會發揮人類潛能，反而病好了一半。

有一年崔玖教授的丈夫彭先生，因中風用針灸配合氣功治好，所以在政治大學活動中心連續舉辦十餘場有關中風防治講座，我也應邀演講。當時榮民總院復健科復健師曾調查過，發現一切生活起居都須照料的病人，康復機率低，因為飯來張口茶來伸手，當然不易復原。

《內經》針對癲狂、精神分裂，認為可治之鐵落，並節其飲食，所以針對精神分裂、癲狂者，不讓他吃喝，三、五天乃至七天，到人類生命極限，就沒力氣癲狂或精神分裂、躁怒，而有氣無力、懶洋洋了，但是現在誰忍心這樣做？

我們看過很多中風的病人，幾乎都錯過搶救的黃金時刻，一位台大土木系二年級張姓小男生，因打籃球導致頭部撞傷，當場昏迷，雖電召一一九救護車，但因台大校園爲了防止車輛在校區高速行進，在路面鋪設加高的駱駝峰，一一九救護車只好慢慢行駛，輾轉送到醫院，小男生已成植物人。過了一年半，小男生母親帶著V8自行拍攝的狀況影片來找我診斷用藥，到二〇〇四年三月就滿四年。他父親是逢甲大學教授，爲人父母誰不心疼？何時奇蹟出現不得而知，但我強調的是黃金時期的搶救錯失，往往造成嚴重後果。

有位季小姐的弟弟，車禍送台大醫院緊急開刀，當天是三月二十八日，手術同時，季小姐就告訴我症狀傷勢，我開方並在當天服下後，當日在加護病房的弟弟，竟然能用手摸自己鼻子，讓醫師護士感到不可思議，這就是黃金時期搶救的重要性。也如同香港鳳凰衛視劉海若，在英國出車禍，同行三人，兩人身故，幸鳳凰台衛視老闆評估，劉小姐雖然不太有希望，但不放棄，輾轉送中國大陸北京宣武門醫治，配合中藥、針灸，總算意識逐漸恢復，並從坐輪椅、獨自站起、行走，春節並由大陸返回台灣。當時很多媒體報導她車禍腦死，但主治的凌鋒大夫說她只是重度昏迷，可能是在治療過程使用類固醇或抗排斥藥，導致身材胖腫，這就是把握每一搶救環節，才能讓全世界矚目的車禍傷者，奇蹟式的生還與痊癒。

中風並不可怕，怕的是留下後遺症，根據我們的電腦分類統計，二〇〇二年腦血管疾病及後期病變人數有一四八人，〇三年有一三二人，大家不可不慎。我還是呼籲社會大衆，應該注意飲食、生活等保健，罹患腦血管病變機會就會降低。

中風的成因

中風可分兩大類，一是「外中」，就是由感冒風暑溼燥寒火所引起；一是「內中」，與喜怒憂思悲恐驚等情緒變化有關，有些人愛生氣，一生氣血壓就升高，就容易引發中風。

另外，中風又分阻塞性中風與出血性中風。出血性中風，通常都來勢洶洶，人明明好好的，可能「咚！」一下就倒下去了；阻塞性中風是漸進發展的，開始頭會暈，頸椎會僵硬，手會痠麻，然後感覺頭暈脹脹的，腳有點輕飄飄等，都有先兆。如果自己多觀察體會的話，警示紅燈早就已經亮起；但很多人自己沒觀察、不重視也不注意，到發生了以後，才在懊惱：爲什麼那麼倒楣？爲什麼會發生在我的身上？那也沒用。

事實上，人體有很多警報系統，老早就會發出警告，但自己不重視，還在熬夜，還在抽煙，還在喝酒，還在摧殘自己，最後當然中風就發生了。

會中風和腦血管本身的體質有關。人年紀大後，腦血管本身比較硬化，比較沒有彈性，受到飲食或情緒心理的刺激，就容易導致血管破裂，因爲血管壁愈來愈厚，很多東西會沉澱阻塞，就形成兩個大的狀況：出血和阻塞。中風如果影響到語言中樞，就不會講話；影響到聽覺中樞的話，聽力就發生問題；影響到視神經，眼睛就看不見了；而絕大部分是影響到運動神經，所以會出現口眼歪斜、半身不遂。

由於中風破壞人體運動神經較多，且都出現在大腦，所以當然要用活血化瘀、通竅醒腦的方法。

中風處理的方式

如果是剛中風，比較好處理。我大嫂的弟妹住在苗栗大湖，中風後送到某大醫院已昏迷不醒，開刀以後發現腦血管阻塞，有積水現象，照現代醫學處理方式就要用引流管，把積水引出來。要知道，如果引流到外面可能引發細菌感染，變成腦膜炎，然後就昏迷，她昏迷了整整有半年的時間。西醫根本束手無策，一有水腦症狀就用引流管，也不管病患其他身體狀況。

結果我大嫂想到：千千萬萬的人都來找張步桃看診，爲什麼不能把弟妹也接來讓我看診？我大嫂的住家離我看診的地方只隔一條馬路，我到大嫂家裡幫她看了兩次，開了藥給她吃。每一次吃藥的時候，加些麝香進去，因爲麝香是所有通竅的藥裡面反應效果最好的，有通竅醒腦作用。病患吃了以後，有一天親友在她身邊聊天，因爲總是有些人要照顧她，有些人來看她，他們講著講著，就說這個人從小被當作童養媳，生活很辛苦，她有一個兒子，相當有出息，唸到博士，還在花蓮師院當教授，說她一生辛苦，正要享受晚年的時候，發生了這種事情。

沒想到躺在床上的她，聽著聽著眼角就流出淚來，可以肯定她的意識已經甦醒。後來她慢慢地竟然能夠起床、能夠坐輪椅了，慢慢地輪椅也不用了，已能行動自如，生活起居全部可以自己照料了。遺憾的是，後來有一天她又摔倒，從此一病不起。

我處理過腦中風的病例也滿多，一般多是用活血化瘀、開竅醒腦的藥。新竹一位黃先生才神奇，他本身有糖尿病，糖尿病引起腦血管中風的比例特別大，這位黃先生，來看診吃藥第二天，本來坐輪椅的他竟然就可以站起來。只是他人舒服了一點以後，自己又亂吃東西，所以後來又再度中風，吃了藥也還是第二天又可以行動，只是這個人實在屢勸不聽，自己不珍惜自己。

我後來得到一個結論，有這類腦血管病變的人，照顧得愈周到，康復痊癒的機率愈小。親友不過分理會的話，他自己求生意念強烈時，痊癒機率愈高。有位計程車司機中風，家裡都是一些孩子，他想到他倒下去的話「這些孩子怎麼辦？家庭生活怎麼辦？」這種家庭支柱是不能倒的，沒人在醫院照顧他，手腳不靈活，你說他怎麼辦？護理人員把飯菜端來，他只能用嘴巴咬都要想辦法吃飽。手不會動那嘴巴總是還會動吧？這樣子是不是也可以把飯吃完呢？就算會吃到滿嘴滿臉，起碼可以吃飽；要到洗手間不會走，爬總行吧？這樣的人，漸漸救治會有可能康復；那些三班制二十四小時特別看護的，什麼事都有人照顧，反而不容易好。這不是我瞎說，前面提過，榮總復健科作過統計，照顧愈周到的，幾乎都不會好；沒有人照顧的，反而會有求生意念。

某高中一位徐姓英文老師，安徽人，中風以後送到醫院，醫師就對她說：「你以後會終身殘廢。」他年紀較大時才娶了年輕太太，生了兩個小孩，那時候都還很小，因爲中風，老婆就跑了，丟下兩個兒子。他想，如果這樣倒下去，兩個兒子沒人照料怎麼辦，所以就想盡辦法克服。他每天都作復健，人家一天三百次，他就作三千次，人家作五百次，他就作五千次，比人家多十倍以上，配合扎針吃藥，結果十九個月以後，竟然可以拿枴杖走路了，三年之後連枴杖都扔了。他回醫院去看他原本的主治大夫，醫師簡直不敢相信。

西醫往往很武斷，你怎麼知道變化會如何？很多中風患者昏迷了十年、八年，某天打個雷人就醒了，因爲腦細胞會再生，人會昏迷不醒，就是意識中樞受傷，會發生手腳不會動，是因爲運動神經被破壞，會發生不能講話，就是語言中樞發生了問題。腦細胞再生以後，就好比電線與電話線一樣，原本接觸不良使你聽不見，傳導發生問題了，現在神經再生，腦細胞神經再生，接觸變得良好，眼睛就看到了，語言中樞恢復就會講話了。

所以一定要克服，結果三年之後徐老師就逐漸恢復了，之後他自己就現身說法，告訴所有病患，西醫是沒有辦法的，除了開腦，開腦當然也有成功率，但整體來講，就像崔教授的老公一樣，中風西醫沒有辦法，他就配合針灸配合氣功，就會走路了。

多元方式輔助治療

扎針是一個很好的輔助療法，原理在於，身體受刺激後，引起神經反射，效果眞的不壞。不過一般都在剛發生時，或者有後遺症症狀時使用，譬如說會肌肉萎縮，我們就一直加以刺激，讓肌肉增生新的組織，讓它恢復正常活動，扎針的話，神經傳導就會反射回到大腦，大腦會分泌腦內啡，進行調整，經調整後功能就逐漸恢復。不過，扎針只是輔助，一定要配合吃藥。

至於氣功，坊間很多不肖者藉機斂財，有些每一次發功六千塊，發功五十次，花了三十萬，連屁也沒放一個，還說是病太重了，要繼續發功，要多發幾次不知道，很明顯就是斂財。我還聽過一個一次收兩千塊的，事實上兩千塊還是貴的，我曾經被人家作實驗，他發功後問我，在中指彎下去觸摸得到的勞宮穴有沒有感覺，我說沒有；他換一個合谷穴，問我有沒有像一根針扎下的感覺？我說確定沒有感覺，大概就這樣沉默了幾分鐘，對方也不曉得該怎樣下台，我告訴他，其實我是一個麻木不仁的人。

此話怎說？因爲我從一九五七年就開始喝酒，已經整整喝了四十多年，而且喝的都是烈酒，如陳年高粱。我曾經開鼻中隔彎曲，在空總開的，還沒有開刀之前護士到我病房裡面幫我打麻醉針，打完了以後，推來一部輪椅車叫我坐上輪椅，我說幹什麼？她說你打了麻藥若不坐輪椅，等一下萬一你昏倒怎麼辦。我說免了，我自己走路，我說不要你推，我就一直走，走到手術房。走到手術房以後上了手術檯，把我的臉矇起來，把我的手腳綁起來，開始要動刀了，就問我說，有沒有感覺啊，我說有啊，既然打了麻藥了，吃了麻醉藥了，問我有沒有反應，有沒有感覺，我竟然還會回應。痛不痛？我說痛，最後把左邊的軟骨切除的時候，我說很痛，把他們都嚇呆了，因爲喝了烈酒，麻藥都失靈了。

又有一次我左腎要作體外震波碎石，這個麻醉師是德國留學回來的，他本來只是準備幫我作半身麻醉，我就告訴他半身麻醉你可能擺不平，他不相信。他拿著一枝壓舌板一樣的竹板，前頭綁著一個棉花棒紗布在我身上擦拭，問我有沒有感覺啊？我說有啊，他嚇呆了，我說我老早就跟你講了，你作半身麻醉是沒有用的，要作全身麻醉才有用。結果就給我補打麻藥，劑量調整作全身麻醉，所以變成我的劑量比別人還要多。爲什麼現在麻醉師不太有人要作，因爲他是按照你的年齡體重身高施打麻醉的劑量，像我這樣子可能造成麻醉藥劑量過量，很多當場就掛掉。

如果採取扎針，現在都用拋棄式的針，感染肝炎等的機率比較少，我們扎針現在一般都是用拍打式的，「啪」就進去了，傳統式的捻針、提插等，很多年輕醫師，沒有那種概念也做不來。我有一個學生姓卞，學了兩個月就幫人家扎針，有一回被扎的是師大的一個教授，一扎就暈了。我那學生很緊張，因爲不會暈針處理，就立刻通知患者女兒，她住在新店，他女兒一看到爸爸昏迷，就只撂下一句話：「我下三輩子都不會相信你中醫了！」一粒老鼠屎壞了一鍋粥，他只是學了兩個月針灸，也不是中醫，這樣一來一竿子打翻一條船，這是很不公平的，但也是滿困擾的。

左血右氣

人體左右兩半不一樣，我們叫做左血右氣，左邊是主血，右邊主氣。所以如果你左邊血不夠就要補血，右邊氣不夠就要補氣；左邊的血太多的話，我們就瀉，右邊的氣太多，也一樣用瀉。虛則補之，實則瀉之。

我看過好幾個病例，左右兩手的溫度不一樣，顏色也不同。還有一個手指粗細大小不一樣的，其中有一個病例，在某大醫院看了二十年，作過組織切片，找不到任何的原因，我一個星期一定把他看好，太有意思了。我們就是用這種左血右氣的觀念，來調和營衛，來調和氣血，這樣一調整，他的症狀就好了。

還有的人左邊流汗時右邊不會流。人體前面正中央是任脈，後面正中央則是督脈，左右兩半，左邊是合谷，右邊也是合谷，但是左血右氣，你左邊頭痛，一定是血液的問題，右邊頭痛，一定是氣的問題。西醫就沒辦法這樣看，這是層次和觀念的問題。

防風通聖散治高血壓中風

防風通聖散這個方爲劉河間先生所創製，他主張人之所以會生病，皆因火而起，也稱爲主火派。主火派者多喜用寒涼藥，如大黃、芒硝等攻下劑，因此又稱爲攻下派。除了最典型的代表防風通聖散外，瀉火劑中的涼膈散也是。

防風通聖散原本就從涼膈散擴充而出，涼膈散則由調胃承氣湯衍化而來。簡單說，防風通聖散由調胃承氣湯之大黃、芒硝、甘草，加連翹、梔子、黃芩、薄荷後爲涼膈散，再加防風、荊芥、麻黃、川芎、當歸、白芍、白朮、石膏、桔梗、滑石而成防風通聖散。本方中，防風、荊芥、麻黃可解表；川芎、當歸、白芍爲四物湯，補血；大黃、芒硝、黃芩、石膏、薄荷爲解熱劑；梔子可消炎、瀉火；連翹則可抗病毒。

所以說，防風通聖散爲足太陽陽明表裡血氣藥。防風、荊芥、薄荷、麻黃，可輕浮升散、解表散寒，使風熱從汗出而散之於上；大黃、芒硝破結通幽；梔子、滑石降火利水，使風熱從便出而泄之於下；風淫於內，肺胃受邪，桔梗、石膏清肺瀉胃；風之爲患，肝不受之，川芎、歸芍，和血補肝；黃芩清中上之火；連翹散氣聚血凝；甘草緩峻而和中；白朮健脾而燥溼。如此上下分消，表裡交治，於散瀉之中寓溫養之意，所以汗不傷表，下不傷裡。

一般雖將防風通聖散列爲表裡之劑，但在臨床上，很多都用以治療因高血壓引起、有表裡症狀者的中風病患。表症即爲受風、寒、暑、溼所侵後，出現懼冷、發燒、頭暈目眩、眼睛充血、易鼻塞、口苦舌乾、喉痛、流鼻涕，痰黏稠、咳嗽等症狀；裡症則爲尿赤、尿量少、便祕等。

另外，因爲方中有解表之藥，故可治瘡瘍腫毒、丹斑癮疹（如皮膚病、青春痘等，但患者體質必須屬壯實型方可）。也可用於跌打損傷、瘀血便血、腸風（痔瘡、便紅）痔漏，手足瘛瘲（手腳抽筋）、驚狂譫妄（精神官能症）。

本方加人參可補氣；加熟地可益血；加黃蘗、黃連可除熱；加羌活、獨活、天麻、細辛、全蠍可袪風（治療破傷風、腦膜炎）；自利去硝黃；自汗去麻黃、加桂枝；涎嗽加薑製半夏；而除大黃、芒硝，名「雙解散」，具解表、解裡之效。因高血壓而出現表裡症狀之中風病患，在臨床上都會有便祕、尿赤、午後顴骨處潮紅、頭暈、脊椎僵硬、血壓偏高等現象，這些都可以防風通聖散治療。

這個方甚至可以治療女性經期障礙。曾有一陳姓女子，體胖，一兩年未曾來經，臉上長滿青春痘。後以防風通聖散治之，兩個月後即來經，而臉上之青春症在經期正常後也已全部消失。

中風復健良方

《內經・素問》有一專章「痹論」談到：風寒溼三者，雜揉合而爲痹。風勝行痹（指游走性神經痛），寒勝痛痹（遇冷病發，且固定於同一部位），溼勝著痹（病痛附著於某一部位，臨床上會出現頭重、身重、手腳腫脹感）。以現代名詞而言，「痹」即神經痛。所謂「痹者閉也」。閉則不通，不通則痛。而中風之後，氣血不通，語言、行動功能均受限，臨床上可用蠲痹湯、三痹湯與獨活寄生湯等祛風藥方緩解。

◎蠲痹湯

蠲痹湯以補氣、補血、活血化瘀及祛風爲主。

組成爲黃耆、當歸（補血）、赤芍（活血化瘀）、羌活、防風（祛風）、片子薑黃（止痛）、甘草（緩和以上藥味），並加薑棗煎服，屬於太陽厥陰藥。

因辛能散寒，風能勝溼，故以防風、羌活除溼而疏風。氣通則血活，血活則風散，所以用黃耆、炙草補氣而實衛。當歸、赤芍則活血而和營。薑黃理血中之氣，能入手足而祛寒溼，所以臨床上多用來主治中風及身體煩痛、項背拘急（頸椎、背部僵硬）、手足冷痹、腰膝沉重、舉動艱難的患者。

◎三痹湯

「三痹」指的即爲風、寒、溼。

組成爲人參、黃耆、茯苓、甘草、當歸、川芎、白芍、生地黃、杜仲、川牛膝、川續斷、桂心、細辛、秦艽、川獨活、防風等。其中秦艽、川獨活、防風可祛風；細辛爲熱藥可祛寒；利溼則有茯苓。若以利溼之藥味不足，則可加薏仁、木防己，效果可能更好。本方劑爲足三陰藥。乃參耆、四物一派補藥，內加防風、秦艽以勝風溼，桂心以勝寒，細辛、獨活以通腎氣。主治氣滯血凝，手足拘攣，風寒溼三痹之症。若三痹湯去黃耆、川續斷、加上桑寄生，即成獨活寄生湯。

◎獨活寄生湯

獨活寄生湯爲足少陰厥陰藥。獨活、細辛入少陰，通血脈；偕秦艽、防風疏經升陽以祛風；桑寄生益氣血、祛風溼；偕杜仲、懷牛膝健骨強筋而固下；芎、歸、芍、地則活血而補陰；參、桂、苓、草益氣而補陽。辛溫以散，甘溫以補，血氣足而風溼除，則肝腎強，痹痛可以好轉。本方劑主治肝腎虛熱，風溼內攻，腰膝作痛，冷痹無力，屈伸不便等症狀，因此，對中風後遺症非常有幫助。

雖然三痹湯、獨活寄生湯的組成非常接近，都是以四君子湯、四物湯（即八珍湯）爲基礎，但由於獨活寄生湯中有桑寄生，一方面治腰膝作痛，一方面可降壓，爲相當良好的降壓劑。在臨床運用上，這兩個方常被使用於中風後病患之復健時期，有助於筋骨活動，以早日康復。

玉屏風散祛風有效

本劑爲朱丹溪先生所創。朱丹溪又名朱震亨、朱彥脩，爲金元四大家之一。因住丹溪，世人尊稱爲丹溪翁。他認爲人常常「陽有餘、陰不足」，故主張補陰、養陰，而成養陰（滋陰）學派。他的著名處方如大補陰丸、虎潛丸（現已禁用）等，所用多爲陰藥。到了晚年，丹溪自覺學說有偏，乃加以修正，以個人體質爲依據，玉屏風散即爲一例。一般多列爲補養之劑，實際上祛風效果特別好。

這個方名曰玉屏風，可見具屏障作用，加上「玉」字，更見強固有力。組成雖然只有黃耆、防風、白朮三味藥，功效卻大。主治「自汗不止、氣虛表弱、易感風寒」。仔細分析，黃耆補氣固表，白朮健脾燥溼，防風祛風，屬於足太陽手足太陰藥。由於黃耆補氣，專固肌表，故以為君；白朮益脾，脾主肌肉，故以為臣；防風去風，為風藥卒徒，而黃耆畏之，故以為使。因可益衛固表，所以叫玉屏風。

黃耆、防風相畏而更相使，黃耆助眞氣，防風載耆助眞氣以周於全身，亦有治風之功。所以醫學上記載，許胤宗治皇太后中風口噤，煎二藥薰之而癒。

本方劑不管體質虛弱的大人、小孩都適用，尤其是小孩抵抗力弱、易感冒，或服用西藥後出現食慾不振、胃口不佳、盜汗、排便硬且如羊便般成粒狀等現象，使得營養吸收出現障礙，抵抗力減弱者，都可以服玉屏風散加小建中湯治療。

顧名思義，「建中」即建立中焦功能，中焦指的，就是脾胃系統。脾胃功能是否強健，須靠後天調養，如能增強後天功能，就能增強抵抗力，減少疾病的發生。

除小建中湯外，玉屏風散也可與四君子湯、五味異功散、六君子湯、七味白朮散或香砂六君子湯合用，皆有健胃補脾之功。

七味白朮散是中國醫學史上最有名的小兒科聖手錢乙錢仲陽先生，以四君子湯加陳皮而成五味異功散，加木香、藿香、葛根而成七味白朮散。這二方用在腸胃功能虛弱，效果非常顯著。不過他特別叮嚀，七味白朮散需要長期服用，效果才顯著。一般腸胃病變，在中醫歸爲後天，《內經》有云：「腎爲先天，脾爲後天。」所謂後天就是現代醫學的免疫系統或功能，由於脾胃功能差，無法消化吸收營養物質，人體免疫功能自然就不足。

錢乙先生《小兒藥證直訣》指出，只要肝腎的問題，就會用六味地黃丸；心臟問題的實證用導赤散，虛證用強心劑；肺臟實證用瀉白散，虛證用補肺阿膠散；腸胃消化系統就用五味異功散或七味白朮散。這二方到目前爲止，已有千百年的歷史，仍然是臨床醫師樂用的處方。

大秦艽湯治中風後遺症

大秦艽湯屬於祛風劑，主要在治療中風產生的後遺症。此方由秦艽、石膏、當歸、白芍、川芎、生地、熟地、白朮、茯苓、甘草、黃芩、防風、羌活、獨活、白芷、細辛十六味藥所組成。其中，當歸、芍藥、川芎、熟地、生地爲四物湯，茯苓、白朮、甘草則爲四君子湯中的三味主藥。再詳細分析，此方即八珍湯去人參，加秦艽、黃芩、防風、羌活、獨活等祛風藥，再加上白芷、細辛等止痛藥而成。此外，雨溼可加生薑，春夏加知母，心下痞則加枳殼。

大秦艽湯可治中風後運動神經受傷、手足不運動，舌頭僵硬、不能言語，及風邪散見，不拘一經者。由於患者體內經脈所行處，都有可能爲風邪侵襲、遭破壞。例如脾主四肢，若脾虛血弱、不能榮筋，將使手足不能運動；而舌爲心苗，腎脈連舌本，若心火盛而腎水衰，則舌本即顯得僵硬。

此外如六經形證：口開、撒手、眼合、鼻鼾、吐沫、遺尿、直視、頭搖諸證，皆爲中風之象。而大秦艽湯爲中風輕者之通劑。以秦艽爲君可祛一身之風；以石膏爲臣能散胸中之火；而羌活散太陽之風，白芷散陽明之風；川芎散厥陰，細辛、獨活散少陰之風；防風爲風藥的卒徒，可隨所引而無所不至。

大致說來，內風皆因外風所誘發，諸藥雖云搜風，亦兼有發表的功效。但風藥多燥，表藥多散，所以說疏風必先養血，解表亦必須固裡。故用當歸養血、生地滋血、川芎活血、芍藥斂陰和血；血一活則風可散而舌本就柔了。而氣能生血，故用白朮、茯苓、甘草，補氣以壯中州（指脾胃）。脾運溼除則手足健。又風能生熱，故用黃芩清上解熱，石膏瀉中，生地涼下。以黃芩、石膏、生地三者共平逆上之火。

由此可見，中醫治病除遵照君、臣、佐、使原則之外，還要兼顧事理。由於風藥較燥、僅祛風不行；而表藥較散，只解表亦不可。故祛風必先養血，是加四物湯之當歸、芍藥、川芎、生地；而解表亦必固裡，故以四君子之白朮、茯苓、甘草補氣壯脾胃。

在臨床上，此方運用相當廣泛，也確能見效，尤其用於抵抗力弱、體質較虛，或所謂虛中絡者（指風邪中絡而形氣虛者）。若有口眼喎斜、偏廢（半身不遂，爲中經之證），亦可用此方。

大秦艽湯由於具補氣補血之效，故能養血榮筋，爲久病者調理。此外，現今社會有許多因中風而不能言語之病例，除大秦艽湯外，在臨床運用上，資壽解語湯亦爲一療方。歸納各家處方，通竅藥首推麝香，只是該藥價昂，非普通家庭所能負擔。其次則以遠志、菖蒲爲主，或其他芳香藥物。

總之，腦中風本來就很棘手、不容易治療，每年皆高居十大死因之列，不過若處理得當，雖未必能個個痊癒，起碼也可以使其後遺症減低至最小程度。

清震湯治水腦症

水腦症，西醫就一定要開刀用引流管，但是引流向外，就容易感染變成腦膜炎，如果引流向內，就造成局部的不平衡現象，人就會暈，就會嘔吐等。中醫只用荷葉、蒼朮和升麻三味藥，就能夠把水腦消除掉。

有一位一九四八年出生的翁先生，腦膜炎開過九次刀，開完後就呈現意識昏迷狀態，他的同學林先生來告訴我，說因爲他開了腦後造成水腦症，意識昏迷了，結果我給他吃了一個星期的藥，反應非常好，到第二個星期，整個水腦都消掉了。

這藥非常簡單，只有三味，第一味是池塘裡的荷葉。大家不要小看荷葉，荷葉有活血化瘀的作用，再者荷葉會往上提升，因爲顏色是青色的能入肝經，形象八卦的震卦，所有睡蓮科的植物對人類都有很好的作用。至於蓮子，是一種非常高營養的食物，可說是營養補品，現在生產量多了，在幾百年前，吃蓮子是高級享受，現在因爲很便宜，一斤才百來塊錢，所有的人都吃得起，都不稀奇了。荷葉一方面可以化瘀又可以上升，引藥到大腦來，腦部有瘀血或血管有阻塞，就可以利用荷葉把它清除掉。

這個方劑名稱叫清震湯，清就是清空的意思，有一個方叫清空膏，就是治腦部的毛病，清就是清我們的大腦，震就是剛剛講的荷葉就像震卦。

第二味藥就是蒼朮，蒼朮是菊科植物，和白朮都屬菊科，事實上是不一樣的植物。菊科植物對肝膽有非常好的作用，所以要強化肝臟功能，平常就可以找尋這些菊科植物或食物或藥物，來增加肝臟的功能。茼苣、紅鳳菜、牛蒡、蒲公英都是菊科的植物，早年的殺蟲劑叫除蟲菊，也屬菊科，除蟲菊是天然的植物，能殺蟲，對人體也不會有任何的傷害。

最後還有一味叫升麻，升麻屬毛茛科植物，是解毒的藥，有上升的作用，所以升麻的上升，配合蒼朮，能夠把我們體內的滲出物，包括大腦，體腔裡的任何部位，尤其是腸胃，有過多的水分，蒼朮就有本事吸收吞噬掉，如果大家有興趣的話，去買一瓶蒼朮回來，把它放著，蓋子還是蓋著，不要一週，蒼朮的藥粉就會結成硬塊，你想想看，連空氣中的水分都能吸收，那人體裡任何部位的水分它照樣吸收掉。

既然已經出現水腦，就藉助蒼朮把水分吸收掉，藉助荷葉把它阻塞的部分化除掉，水腦就消掉，人就醒過來了。西醫有什麼辦法，除了用引流管外，沒有辦法，如果引流管引流到外面的話，會引起腦膜炎，很多腦膜炎的人因而昏迷了。

我覺得老祖宗以千百萬人的臨床實驗作基礎，吃了會靈光就靈光，吃了會有副作用就有副作用，吃了不適應就一定會有一些症狀反應，比起動物實驗不知道進步多少。

清震湯爲劉河間所創，河間先生的中心思想「主火」，故被稱爲主火派。他認爲人會生病，皆因火盛，而在用藥時常以大黃、芒硝等攻下藥爲主，故又稱爲「攻下派」。

本方主治雷頭風（因爲頭如雷鳴，風動作聲）。頭風疙瘩腫痛，憎寒壯熱，狀如傷寒。三陽之氣皆會於頭額。從額至巔，絡腦後者屬太陽；從額至鼻下面者屬陽明；從頭角下耳中耳之前後屬少陽。李東垣曾云，病在三陽，不可過用寒藥重劑，誅伐無過處，清震湯治之。本方之組成藥味爲升麻、蒼朮、荷葉。屬足陽明藥。升麻性陽，味甘氣升，能解百毒；蒼朮辛烈，燥溼強脾，能辟瘴癘；升麻、蒼朮即局方升麻湯。荷葉色青氣香，形仰象震，能助胃中清陽上行，用甘溫辛散藥升發，使其邪從上越，且固胃氣，使邪不傳裡而見功。

清震湯雖然只有三味藥，但治療功效頗大。就現代人所患的病症中，我覺得水腦症接近雷頭風的症狀，而在臨床運用上，的確也達到相當理想的治療效果。有一位鄭姓小寶寶，出生不到十個月，連續開了十三次刀。開腦後，結果壓迫視神經，眼睛看不見；壓迫到聽覺神經，耳朵聽不到，然後就變成水腦。經我辨證後，即治以清震湯加懷牛膝加車前子，消除了腦部的積水，將水引至肚臍處，再用利水藥治之，漸見好轉。

扎針最能救急

有位謝先生，因爲腦內壓突然升高，使得他的蜘蛛網膜下腔出現出血現象，假定當時他的司機先生懂得急救的方法，可以立刻給他十個井穴放血。人體所有井穴都在我們手腳末梢的地方，譬如大拇指是手太陰肺經，手太陰的井穴在少商這個地方，也就是在指甲的指溝邊緣，食指是手陽明大腸經，大腸經的井穴在指溝邊的商陽穴，中指指溝邊的穴道就是中衝，如果沒有接觸過的話，很難掌握正確的位置，與其這樣，不如在十指的正中央——我們叫十宣——找一個大頭針扎下。

當然不可能每個人都會帶根針，我的話則隨時一定會找到一枚針，縫衣服的針，我的口袋裡可以說沒有一個時刻不帶著這一枚針，這一枚針跟著我已經三十年以上，針都已生銹了，你問我能不能用？當然可以！擦一擦以後放在火上燒一燒就有消毒的作用，可以在人中的地方下針，可以在十宣的地方下針，可以在耳墜的地方下針，甚至不要下針，就用力掐耳墜子。所謂的放血，並不是一扎，血就流一碗那麼多。

一旦出現這種狀況的人，他的血根本是不動的，要讓他回流都沒有那麼簡單，所以你扎了針以後要用力擠壓，才能擠出像黃豆粒大的血，這樣整個腦內壓就緩和下來了，意識就會恢復，清醒過來，趕緊送到醫院做緊急處置。

我們一定要有這種觀念，碰到緊急狀況，即便你有電梯，既然他已經在出血，又再震動他，出血量可能會更多，所以最好做救急的處置，同時打電話通知一一九派救護車，因為他們有專業的訓練，而且用擔架比較平穩，這樣就會把後遺症減到最低的程度。如果你一看到倒下去了，就急著用背、用扛、用抱的方式處置，留下的後遺症就會比較嚴重。所以急救的基本概念我們一定要有。謝先生如此，白景瑞先生也是，他在福華飯店八點多鐘出狀況，送到醫院大概一個多鐘頭就死了，像這種狀況如果懂得處置，說不定他現在還活著。

章孝慈先生也一樣，我們台灣與北京的溫度一差最少二十度，當時台灣的溫度是二十九度，北京是零下一度。第一個溫差太大，第二個他拜訪朋友很晚回來，沒人陪他，因為旅途勞頓，再加上太過勞累，第三個他本身就有高血壓的病史，他常常不吃藥，靠運動控制血壓，當然這是很好的，可是不要忽略本身的病史。當時如果有人陪他，出狀況後立刻處置，通知醫院派車子救護的話，一定能把後遺症減到最低的程度。

我們的人中是非常好的急救穴，因為：第一，它距離大腦最近；第二，它是整個顏面神經和三叉神經叢的交會點，古代的人是知其然而不知其所以然，認為長人中疔的話常常會致命，有沒有道理呢，這是非常正確的，因為這邊長了東西，不小心摳動它後，就容易引起細菌病毒的感染，因為離大腦很近，馬上病毒就攻進腦膜、大腦，就造成昏迷現象，這種現象用扎針能起立即效用。

現代人的殺手：腦瘤

腦瘤就是癌症，腦瘤如果已經長得很大，當然非開刀不可。如果腦瘤太大，壓迫到眼睛就看不見，壓迫到語言中樞就不會講話，壓迫到聽覺神經就聽不到，壓迫到運動神經手腳就不靈光，最不樂觀的就是長在腦幹，因爲腦幹是生命中樞。

西醫理論面對癌症是不要讓它轉移擴散，我就想問：爲什麼不想辦法培養患者本身的抵抗力，來對抗這種細菌病毒，讓它不要再復發。有一個陳先生來找我看病，他本來腦部有癌細胞，在某大醫院處理，狀況卻很不好；來我這邊吃藥，吃了就狀況很好。狀況很好之後他就想回台中修養，結果回台中人家因爲不信任中醫，要他再到台中的醫院再作化療。這一作不得了了，本來都已經活蹦亂跳，飲食一切都很正常，結果再這麼一做，完了，走也不會走，站也不會站。他就覺得生命可能就這樣子，自信心盡失，到最後形同自我放棄了，叫他吃藥他也不要。

我就建議，想辦法把他送到醫院，結果他也是拒絕，拖延到後來，家人都準備要料理後事了，後來去照他腦部的那些癌細胞，其實都沒有任何擴散的跡象。人的生存意念很奇怪，一聽到這個消息以後，竟然他就醒過來，就從鬼門關繞回來，也有意念再來看我了。實在是很不可思議，他現在已經同意吃東西了，不吃東西怎會有體力？沒體力怎麼對付癌細胞？

我這裡的病例，年紀大的小的都有，小到大概只有一歲多吧，就開腦瘤了。有一個莊小妹妹，小一就開了兩次刀，開完之後眼睛就看不見了。我們幫她看好後，升小二又開第二次。我的做法是配合現代醫學先處理，再輔以藥物。

會暈眩，中醫就讓你不要暈眩，有個張姓病患開完腦後，平衡感有問題，眼睛有飛蚊症，經過中醫診治後，現在幾乎平衡感的問題都沒了。治療平衡感問題我用眞武湯，用半夏天麻白朮湯；至於飛蚊症，我們就用加味逍遙散、杞菊地黃丸、磁硃丸等方劑。

另外一個曾姓病患，也是開完腦瘤平衡感就失衡，有時嘔吐很嚴重，我最後就會用眞武湯。眞武湯有強心作用，可以讓血液供應到大腦，大腦含氧量充沛，暈眩現象自然就改善，曾先生的狀況到現在都很好。目前爲止，開過腦瘤的患者，我看過最保守將近數十例以上，反應都還算不錯。

現代醫學有現代醫學的好處，第一可以透過電腦斷層、核磁共振了解腦瘤的部位，二來可以透過現代的外科手術切除；中醫則處在第二線，作爲手術後護理，也就是收拾的工作，如果中、西醫能夠配合，對病患來講當然比較有利。

6 高血壓問題

◎【醫案】高血壓

病歷號碼：85212

姓名：陳□□　一九一九．○八．一八生

初診：二○○四．○一．○七

主訴：高血壓，失眠，便祕，後背及腿部常有不明灼熱感

患者初診告知，常因高血壓不適而睡不著，便祕就用軟便劑，睡覺時背部及雙腿又常有不明原因的灼熱感，所以不能蓋棉被睡覺。初診以鉤藤散、柴胡桂枝湯、元參、地骨皮、柏子仁、桑寄生、懷牛膝治療。鉤藤散是建立在二陳

湯基礎上，內有石膏，對動脈血管硬化造成的高血壓有很好療效。

一般動脈血管硬化是屬於原發性高血壓，包括三酸甘油脂、血脂肪過高，也就是因人體生理機能變化產生，和繼發性高血壓不同，舉凡心臟病、肝膽、尿毒等處理後，血壓就相對穩定下降。我們感受到高血壓服降壓劑，尤其是男性，效果似乎不理想，且預後影響性功能。

柴胡桂枝湯在很多病案已介紹過，元參能瀉無根之游火，地骨皮可治骨蒸勞熱。而這位患者背部及腿部常有不明灼熱感，睡眠又蓋不住被子，很顯然就是無根之游火。西醫因爲找不到眞正的病因，當然無從用藥。

一月十四日二診告知，曾因膽結石而切除膽囊，我們老祖宗針對不明原因或往來寒熱都歸肝膽病引起，而往來寒熱不做二選，一定是用小柴胡湯。初診用桑寄生、懷牛膝是協同鉤藤散降血壓，所以二診沒有變化，只另加鱉甲，並對膽囊切除造成之不適，加川楝子。

一月二十日三診，只將柴胡桂枝湯換芍藥甘草湯，並告知服藥後血壓明顯下降及維持穩定，灼熱感也因此消失。

高血壓的程度因人而異

我一直不知道爲什麼規定血壓一定要一二〇／八〇，哪一個時代開始的，什麼人規定的，因爲人體實在很奧妙，有很多情況不能以一概全。

有位八十四歲的張先生，血壓始終維持在二二〇，那是他最正常的血壓。老先生住南勢角，每天早上騎腳踏車到松山機場打零工，單程要一個半鐘頭，一天來回要騎三個小時。有一天，他感冒來找我，我一量血壓，竟然二二〇，如果照一般的說法，血管要爆掉了，我就幫他降壓，降到二〇〇。第二天他告訴我他受不了，幾乎是在騰雲駕霧，因爲二〇〇對他而言太低了。

三十六歲的邱先生，三十歲時在某醫院偶然發現血壓有點高，差不多二〇〇，他就很緊張，從頭到腳，可以做的、需要做的、應該做的檢查都做了，就是找不出血壓高的原因。因此開始吃降壓劑，吃到第六年，才三十六歲就已經性機能障礙、性無能，我眞搞不懂這是什麼治法。

另外有位湖南人席先生，血壓也始終二〇〇以上，沒有任何問題，頭不會痛，頸椎不會僵硬，手腳不麻，沒有任何不舒服的感覺；唯一有的症狀是吃了降壓劑後，每天下午三、四點顴骨部位就出現潮紅現象。這是因為降壓劑差不多都是利尿劑，會把身體裡的鈉離子濾掉，但是它不會只濾掉鈉離子，一旦鈉離子出去，體內的鉀離子、鎂離子、鈣離子等就一起走，最後導致電解質不平衡。

藥吃到最後，有的人手開始顫抖，嚴重的話甚至不能寫字，長年吃鎮靜劑、安眠藥、降壓劑的人，到最後可能罹患帕金森氏症，根據統計，全台灣有將近五萬個病例，到目前為止尚無法有效治療。雖然三總嘗試進行腦細胞移植，也完成第一例、第二例，成功率如何，因為沒有後續報導，始終無法評估。

原發性高血壓

高血壓通常分為兩大類，一是本態性血壓，又叫原發性高血壓，乃肇因於體質，從動脈血管硬化，三酸甘油脂、膽固醇、血脂肪過高，導致血管出現粥樣的硬化現象，使血液循環發生障礙，造成血壓偏高。像這類高血壓可以透過飲食的方法調整。

我有兩個女病患，其中一位六十六歲，血壓偏高，容易緊張，常常臉潮紅。我只建議她吃炒山楂、決明子、甘草片。山楂稍微炒一下，就不會那麼酸，如果會便祕就用生的決明子。山楂是薔薇科植物，它的某些成分可以溶解血脂肪，一般小百科常會建議在燉牛肉、豬肉時丟一點山楂片進去，可以縮短燉肉的時間，顯然就是利用山楂很容易溶解血脂肪的特性。決明子是豆科植物，一方面能降壓，一方面能明目。一般高血壓的人，出現便祕的比例很高，用生的決明子可以幫助排便，又能維護眼睛視力。甘草一方面是在緩和山楂的酸味，另一方面，現在的藥理學已經證明甘草含有類固醇成分，不過是天然類固醇，不同於人工合成的類固醇。

六十六歲的老太太吃了一個月後，三酸甘油脂、血脂肪、膽固醇全降下來，還減了三公斤體重。

另有位六十歲的吳女士，兒子是中山醫學院畢業的，在某醫院擔任心臟科醫師。她本來是找我看肝膽病的，我只用甘露飲，因爲她才坐在我的對面，我就聞到口臭，甘露飲治療口臭靈光得很，不管是胃病或牙周病或抽煙或熬夜所引起的口臭，甘露飲一吃就改善了。

吳女士GOT是九一，GPT比較高約四九〇；吃了兩個星期的甘露飲，GOT降到一九，三酸甘油脂從六一二降到三〇〇。最讓她覺得不可思議的是，三十年來她的血脂肪從未在標準值一六〇以下，結果降到一五一。後來她對醫師兒子說：「你對肝膽病一籌莫展，對心臟病也沒什麼用！」

楊梅有位徐先生，是已七十幾歲的教授，第一次來診療時，三酸甘油脂是九〇二，我用一兩個處方做基礎，再加剛才那幾味藥，這樣吃了一個星期的濃縮藥粉，就降到三九五。他說以往吃西藥吃了二十多年，愈吃愈高，沒想到科學中藥會有那麼大的威力，那種輕鬆的感覺使他很有信心。

還有位章先生，曾經是興建曾文水庫的總工程師，兒子也是心臟科醫師，在美國進修超博士。章老先生由於心臟病造成兩腳無力，我就用四逆湯與生脈飲兩個湯方加減，現在老先生每天早上從金門街出發，繞台大總校區一圈，然後中正紀念堂一圈，有一天他對他的超博士兒子說：「你學這些沒什麼用，倒不如我聽中醫的講課後整理了四大本資料，你好好研讀，可能比較受益。」

諸如此類的案例，多得不勝枚舉，其實只要能夠改變動脈的彈性就可以有所改善，平常可以多吃蓮藕燉湯，蓮藕最好是大支的，我稱蓮藕爲「人類血管的通樂」，血管阻塞有沉澱物，它會清除掉，要不然血管壁變得沒有彈性，人一生氣血管就擴張，一擴張就容易爆裂，會出現腦血管病變；此外血管壁增厚，血液流通也會受阻，一旦承受太多壓力時，血壓就升高，所以多吃蓮藕絕對有好處。

蓮藕之外，所有海裡的植物、動物都有軟化作用。中醫說鹹的東西能「軟堅」，大家不妨回家做實驗，如小黃瓜上灑點鹽巴，不一會兒就變軟了。多吃海裡的動植物如海帶、髮菜、昆布、海藻、海蜇皮、海參等，會讓血管恢復彈性，甚至把血腫塊溶解掉，不見得一定要吃藥。只要讓身體恢復正常功能，能正常運作，何必吃藥！

對於本態性高血壓，我就這樣來改變身體的動脈血管壁，配合運動，因爲運動會燃燒膽固醇。很多人談膽固醇色變，事實上膽固醇是維持生命的一項很重要的要素，膽固醇太高是因爲不運動，其實只要透過運動就可以把膽固醇燃燒掉，還擔心什麼！

說到膽固醇就得講講食用油。沙拉油是一種很值得商議的食用油，根據國內統計，一九八七～二〇〇三年台灣女性癌症第一名都是肺癌，罪魁禍首就在廚房，也就是食用油。抽油煙機抽得掉所有的油嗎？不可能！有一半的油煙，都被煮飯的家庭主婦吸到肺裡了，所以現在鼓吹改用蔬菜油、玉米油等，最好是橄欖油。

其實我們的老祖宗吃動物油幾千年，也沒有什麼問題，吃植物油皮膚就粗糙。鄉下人種田都吃動物油，因爲他們運動量夠，膽固醇都燃燒掉了，所以很少聽說他們有心臟病、高血壓，連蒼老速度都變緩慢；倒是都市裡的人，縱使吃優質橄欖油，四體不動，又有何用。

中藥有一方三黃瀉心湯，三黃就是黃芩、黃連、大黃，對本態性高血壓有相當的治療效果，唯一的缺點就是吃了後，有些人會腹瀉；尤其大黃，如果沒有經過酒精萃取，吃了以後會引起肚子絞痛、拉肚子，有人用蒸熟的，就沒有生的那些反應。中國醫藥學院中醫系曾經做過這處方的研究，而且在衛生署中藥委員會年報裡有相關報告。

繼發性高血壓

所謂繼發性高血壓，是因爲其他疾病導致血壓升高，如果不先處理引發高血壓的其他疾病，一味吃降壓藥的話，就算吃一百年也無法使血壓穩定。

心臟病會引起高血壓，糖尿病會引起高血壓，腎臟病也會引起高血壓。很多很多的尿毒病患，幾乎血壓都偏高，腎臟病尿毒所引起的高血壓，一般我們叫腎性高血壓，心臟病引起的高血壓叫心臟病高血壓，所以一定要針對這些疾病處理。糖尿病患者一定要降血糖，心臟病患者一定要強化心臟功能，尿毒症病患要想辦法改善尿素氮和肌酸酐，如此，不需要任何降壓劑，血壓自然就降下來了。光是用降壓劑，反而可能愈吃愈糟糕。

會引起高血壓的疾病太多了，連腎結石都會。當然還要考量有沒有遺傳因素，因爲高血壓有家族遺傳的現象。我在某醫院看過一個三十歲的年輕人，已經吃了三年多降壓劑，他沒有家族遺傳，檢查到最後才發現腎臟結石，我只看了兩星期，他就排出一顆石頭。我開的藥方是濟生腎氣丸，它是桂附八味加車前、懷牛膝，尤其車前能增加利尿的效果。

一般我們治療結石，除了要化石藥，一定要用利尿劑。濟生腎氣丸加豬苓湯，豬苓湯裡有阿膠，阿膠是非常好的補血劑，又可以幫助滑動，另加一味鷄內金——有機會到市場去，找到鷄胗把它剖開，你會發現裡面全部是石頭，你如果能找到一隻患結石症的鷄，我給你一萬元獎金，牠不僅吃石頭，連小鐵釘也吃，你看鷄有沒有胃穿孔？有沒有胃潰瘍？有沒有胃出血？連石頭鐵釘都能化掉，那腎結石膽結石又算什麼！所以結石症，我們就用鷄內金，這叫「取類比象」，就像有人說吃豬肝補肝、豬心補心，吃豬腰就可以補腎臟。另外，如荔枝的外觀像男性睪丸，所以它肯定能治男性生殖器的病，荔枝核是專門治疝氣的。

這就如邏輯學的推理，宇宙萬物裡中空的東西就一定有發散的特質，木賊、麻黃都是中空的，就肯定會發散，實在很有意思，老祖宗拿活人做實驗，到最後發現竟然不謀而合。至於鷄內金爲什麼能化石頭，後來人們發現其實內有酵素，小孩子食慾不振，面黃肌瘦，就用鷄內金的酵素幫忙分解食物，消化酶，食慾就開了。

這位三十歲的患者在兩週後，結石一排出，血壓就從一八五一路下滑：一四〇、一三〇……，直到有一天他說收縮壓只有一一二，舒張壓只有七〇，所以他之前的降壓劑不是吃得很冤枉嗎？如果一直吃下去，才三十二歲就可能性無能，往後的日子怎麼過。這樣的診療推斷過程，就是中醫所謂的「辨證論治」。

7 心臟病症

◎【醫案】心臟室中隔缺損

病歷號碼：57949

姓名：蔡□

初診：二〇〇〇・一一・一〇

主訴：心臟室中隔缺損〇・三公分，食慾不振，容易感冒

患者屬於先天性心臟血管畸形，所以有破洞，用《金匱要略・痰飲篇》的木防己湯；針對後天食慾不振，則用五味異功散，另加丹參、遠志、鬱金、蒲黃。

十一月十七日二診告知沒有明顯反應，所以守前方，十一月二十三日第三診也守前方，在十二月十五日之前斷斷續續來診，一直到二〇〇一年九月十四日，認爲我可能還可以給他一線生機而來再次來診。仍然守前方，九月二十四日來複診告訴我，狀況漸漸改善，於是去木防己湯，保留五味異功散，加神麴以改善食慾，接下來三診都如此。

初診用的木防己湯出自仲景先生的《金匱要略・痰飲篇》，文獻記載膈間有水氣，面色黧黑（因爲心缺氧），用木防己湯，虛證的人，很快就可獲得改善；實證的人三日復發，去石膏加茯苓芒硝湯主之。木防己湯內的人參、桂枝都有強心作用，木防己有利水作用，另外還有石膏。可是到今天爲止，參考過很多文獻，也請教過很多同道，都無法了解爲何要加石膏這味藥。文獻記載木防己湯對室中隔缺損，二尖瓣、三尖瓣脫垂都有很好的療效。

要談「心」的話，中醫的心應該包括兩個系統。《內經》裡講「心爲君主之官，主神明」，這君主爲何？君主是發號施令的，也就是最高指揮系統，在君主立憲的國家當然就是指皇帝了；在民主時代裡，有的是總統，有的可能是總理；君主是最高發號施令的系統，主神明，就是包括你的思考，所以這邊所講的心是指大腦、心智。另一個指的就是實際心臟的心，解剖學所看到的心。

不同系統的心病，所選用的藥材當然不一樣。人參大部分用在解剖學看到的心，也可以作用在大腦；連翹入心，但比較偏向實質心臟的心；遠志也入心；丹參、川七（與人參同科，它是屬於五加科的植物）也一樣，都能夠強心，強心當然就能供應充沛的血液到大腦，供應到人思考、生命最高指揮系統的大腦這個心。也就是說，往往是二而一，有互為影響的作用。

所以要談心臟、血管的話，那是解剖學的心，但是要談腦血管的話就包括思考的、大腦的心，就是大腦了。怎麼會這樣子不小心——這是大腦的心；膽大心細的心不是你的心很小，而是你的思維很周密，對很多事情的考慮設想很周到，那個心都是指大腦。當然，譬如心絞痛，那就是心臟的心，胸口會悶會有壓迫感、會絞痛、甚至會造成呼吸困難、呼吸停止、心臟衰竭，那個就是解剖學的心。所以你的二尖瓣、三尖瓣、僧帽瓣出現問題，它就會使心臟這個幫浦搏動受到影響，這就好像橡皮筋鬆掉一樣。

治療心的疾病當然也得從兩個系統探討。一是大腦指揮系統，這是下一章要談的，本章我們專論心臟。

民間有一個專治心臟病的偏方，就是把豬心剖開，清理乾淨，然後弄一點硃砂、弄一點莧菜子，再用繩索把它包紮起來，或者用線把剖開的豬心縫合好，再放在電鍋裡燉，燉到整個豬心都熟後，就吃這個豬心，據說對心臟疾患的人有很好的治療效果。只不過我本身是接受正規中醫系統的訓練，所以不太使用偏方，我用生脈飲、四逆湯等，又方便又有效。

木防己湯治心臟內膜積水

高雄有一位先生有心臟內膜積水，醫院所有的心臟科醫師都主張開刀，因爲積水如果不定期抽掉，就會發炎，導致昏迷、休克，出現危險狀況。有位醫師竟然建議他找中醫治療，這位先生就到台北來，我只給他木防己湯。

木防己是一味藥，防己有兩種：木防己與漢防己，漢防己屬防己科，木防己屬蘿藦科。木防己湯只有四味藥，第一味是木防己；第二味桂枝，桂枝與樟樹同科；第三味人參，有強心的作用；第四味石膏，共四味。再加上丹參、川七、木香、鬱金、蒲黃，就這樣吃。

本來他的血壓高壓只有六十幾，低壓幾乎聽不到，所以醫師才準備開刀，因爲實在太低了，血液送不到大腦就缺氧，心臟應該把血液送到大腦，結果「馬達」一直空轉，打不出來，就再加速，所以脈跳到一四〇，正常是七十二跳，到一百跳就很不舒服了。這位先生吃了我一個星期的藥後，心跳率降到一二〇，血壓升高到九十幾，後來複診兩次，總共看了四次。後來我到高雄，他告訴我，所有的心臟科大夫都說不用開刀了。

四逆湯、生脈飲

心臟的毛病太多了，有室中隔缺損、二尖瓣脫垂、三尖瓣脫垂、胸悶、胸痛、甚至缺氧，一缺氧手整個會黑掉。有的孩子一出生就室中隔缺損，整個皮膚都黑掉。

遇到這樣的情況，還是用四逆湯、生脈飲，因爲人參是強心劑，麥冬也可強心，所有百合科的植物大概都有這種作用，蔥、蒜也都是百合科，裡面有精油；另一味就是五味子，通常眞正熱的日子要經過從夏至到秋分，才會慢慢的轉涼，十天一個庚日（甲乙丙丁戊己庚辛壬癸），夏至後第三個庚日就是初伏，再隔兩個庚日就是中伏，再一個庚日就是末伏，前後將近六十天，夏至是六月二十一，加六十天就等於八月二十一以後，就是處暑，一直到秋分才會慢慢涼爽。夏天人都懶洋洋的，因爲出汗出得多，又喜歡吃冰，就會造成溼熱現象；溼一定會重，頭部會有「戴鋼盔」的感覺，腳很沉重，甚至連晚上睡覺翻身都感到困難，這些都是溼重。

如果做個實驗，用冷水洗頭，洗完用毛巾稍微擦一下，再到陽台吹吹風，我敢保證，一定有很多人頭就開始重重的了。有的人一吃冰冷的東西，腳就脹脹的，這也都是溼。所以夏天人懶洋洋的就泡生脈飲加幾片甘草片，當茶喝，不但可以增強心臟功能，充分把血液送到末梢，再正常回流，當然就精神百倍。一吃冰、冷飲，血管就收縮，一收縮就影響血液的供應，當然精神就不好。

至於四逆湯爲什麼會也有威力呢？因爲它含有三味藥，其中一味是甘草，含有天然的類固醇，所以吃多會水腫，可是也不確定多少的量會造成水腫，可以肯定的是，一斤甘草熬一杯水吃了會造成嘔吐，所以還是會有副作用，因爲你的身體沒有需要。老祖宗說中滿症忌吃甜食，因爲甜的東西會發酵。第二味是附子，屬毛莨科植物，也是非常好的強心藥；但是附子生用的話有很強烈的毒性，日本有一位研究附子一輩子的專家白井光太郎，想確認生附子累積到多少的量會引起中毒，結果老先生終於中了附子的毒而亡。但是加熱過的附子，毒性會消到只剩千分之一，剛好可以發揮作用。

附子與芋頭有些類似，但兩者不同科，芋頭屬天南星科植物，所有的天南星科植物最怕生薑，削芋頭手會癢，擦薑片就會改善，或用鹽巴搓一搓，癢的感覺就好了，再者沒有煮熟的芋頭，只要像花生米那麼小的體積，吃下去的話，半個鐘頭後，就會發不出聲音，它會讓你的咽喉麻痹緊縮，碰到這個情況就趕緊喝一杯薑湯，因爲它能解芋頭的毒。附子的情況也類似，加熱四十分鐘後毒性大概只剩千分之一。老祖宗用人做實驗，你拿小白鼠做實驗，牠會告訴你有什麼感覺嗎，而且小白鼠的基因、染色體和人畢竟不同。

附子其實是非常好的強心劑，尤其是生附子，與甘草搭配時，甘草能緩和它的毒性；乾薑是薑科植物，嫩薑沒什麼纖維質，醃過的嫩薑很開胃，食慾不振，胃口不開，一點點薑就能幫助你，反胃想吐，吃點薑就好了，因爲薑的辣素會到達大腦延髓的嘔吐中樞，抑制嘔吐感。在臨床上，半夏和生薑是止吐——包括懷孕的嘔吐——時一定會考慮的藥物，沒有半夏就一定要有生薑，沒有生薑就一定要有半夏，薑半爲止嘔吐的聖藥，是老祖宗經過千百年的結果。乾薑是強心的藥，又是非常好的止血劑，所以如果心臟瓣膜閉鎖不全，也可以用。

再加上一味藥，白芨，屬蘭科植物，白芨的修護作用好得不得了，簡直不可思議。白芨、石斛、天麻也好，這三味藥都是蘭科植物，脆脆黏黏的，學國畫的人要用紅色的顏料時，就到中藥店買硃砂，順便買白芨，用白芨磨硃砂，畫在畫布上，就算畫布泡水，那個顏色都不會掉，考古挖出來的古物，經過兩千年那些畫作如新，不可思議啊！所以囉，心臟瓣膜缺損，白芨就可以幫忙修補。

有一位黃小姐耳膜破損，吃了我開的藥，兩個月後到耳鼻喉科回診，醫師都認爲不可思議。這有什麼不可思議的呢？因爲你沒走進中醫之門，就總覺得很神祕，其實不但不神祕還很科學，因爲每一味藥我們都淸楚它屬哪一科，它的成分，它在人體裡會產生什麼樣的機轉，絕對不是黑箱作業。只是因爲有些老一輩的醫師無法說出個所以然，所以傳統醫學才會蒙上一層神祕面紗，其實我們只是在印證老祖宗兩千年前的歸納、整理、發現而已，現代醫學卻尚未能超越、突破，所以老祖宗眞是不得了啊。

開刀不如服中藥

多年前我在社會大學高雄分部授課時，一位心臟疾病患者住在高雄榮民總院，有血壓不穩定、二尖瓣脫垂、室中隔缺損症狀，我當時開了木防己湯，請他就近向藥房購買。結果他家屬找遍高雄大小診所醫院，竟然沒有木防己湯，不得不坐飛機來台北，找我情商賣他幾罐粉劑，讓我感觸很深。這位患者服用木防己湯後，瓣膜脫垂現象改善很多。

還有一位一九九七年生的小女生，一出生就出現兩個棘手也令父母焦慮的症狀，一是心臟破了一個米粒大小的洞，第二是眼球全是白色，沒有瞳孔，沒有黑眼珠。根據林口長庚兒童醫院檢驗報告，是因爲第十八對染色體變異，變異的原因不得而知。這位患者媽媽很自責，想說會不會是因爲懷孕時，飲食不當造成的，經過多年服用木防己湯、生脈飲、丹參、遠志、白芨、鬱金等藥治療後，心臟破洞由米粒大小修補到針尖小，眼球也逐漸出現黑眼珠，雖然離坐、站、行、說話還不知道多遙遠，總算是好些了。所以生下畸形兒，父母眞是辛苦。

這位蔡姓幼兒患者的父母非常感謝我，原因是醫院建議開刀手術治療，讓他們心裡自責掙扎，試想一個未滿周歲嬰兒，竟要承受手術之苦，怎能忍心。所以決定用我們老祖宗的方法，找我們中醫治療，療效順利滿意，也不得不佩服老祖宗的智慧。一些喜歡批評中醫不科學的人，不知中醫才是眞正超科學。木防己湯可加白芨，因爲白芨黏著性強，對心臟破損或胃潰瘍都有修補作用。

有位康老太太，八十幾歲，開了大概五、六次刀，都沒有用，呼吸很困難，無精打彩，因爲人是靠氣血活命，氣不足，說話就有氣無力，血不足當然會影響到氣，氣與血事實上互爲影響，有相輔相成的作用。康老太太吃了藥以後，精神、體力、說話、臉色、氣色都很好。像二尖瓣、三尖瓣、僧帽瓣出問題、室中隔缺損等，我用木防己湯的機會比較多；心臟本身無力，開過刀，我用生脈飲，效果不錯。就像夏天爲什麼會中暑？因爲出汗太多，汗爲心液，出汗太多會導致脫水、心臟衰竭，可以用生脈飲預防中暑；如果已經中暑，就用白虎加人參湯。

我還記得有個病例，那是某國小連校長的母親，八十幾歲，本來要去某大醫院開心臟，不過連校長陪著老媽媽來我這裡，吃了我開的藥後，竟然到現在六年多了不用再開刀。後來連媽媽竟然還埋怨我，因爲她沒開刀後，吃了藥，人長胖了，身體也壯了，害她原來很多衣服不能穿，到今天爲止，連老太太的狀況都相當不錯。

較近的案例也不少，在二〇〇三年春節前那幾天，有一位李老先生，一九二四年出生的，他有兩根心臟血管阻塞，好不容易安排到大醫院，醫院就打算開刀把血管阻塞的地方打通，沒想到才開第一條心臟血管，血就從口腔噴射出來。因爲他女兒及女婿都是我的學生和病患，手術那天女婿正好在我這邊上課，我讓他帶了些藥回去，服藥到五天後就出院了，血當然是止住了。我學生說：「如果不是你開了處方用藥，大概我們全家都要在這家醫院過年了。」後來我再幫李老先生看了兩三診後，他就可以開始打麻將了；想當然耳，這八十歲老翁還敢去動第二次血管的手術嗎？

李老先生的處方，我也是用生脈飲、四逆散、元參、川七、遠志、蒲黃、鬱金。胸口會痛用鬱金、木香；開刀當場血液從口腔裡噴出來，我就用些止血的藥，四逆散這個方有四味藥，四逆湯只有三味藥，四逆湯屬熱，因爲有附子、乾薑，四逆散是涼的，因爲有枳實、芍藥、柴胡、甘草。四逆散加白芨，白芨是蘭科植物，和天麻、石斛一樣，所有的藥物中白芨黏著性最好，是一味非常好的修補的藥，所以說破洞如室中隔缺損，就一定會用到白芨。

四逆湯出自於《傷寒論》作者張機，又名張仲景，與華佗爲同期人物。四逆湯的「四逆」，指的是「四肢厥逆」，也就是四肢的血液循環不好，手腳冰冷僵硬的意思。它含有甘草、附子、乾薑三味藥。甘草爲豆科植物，經藥學專家實驗證明，含有類似類固醇的成分，屬天然藥物，但是過量服用的話，也會出現水腫；附子爲毛茛科植物，因爲有劇毒，所以必須先炮製、煎煮後服用，一般經過四十分鐘到一小時煎煮，可以消滅毒性到千分之一。附子具有強心作用，可促使血液不斷輸送，維持正常功能，但屬大熱藥，極適合寒證之人使用。乾薑也是熱藥，可溫寒並增加熱能燃燒，一般來說，生薑具發散作用，乾薑則可溫中兼強心，與附子配合更見功效。

在臨床上，四逆湯主治脈沉、厥逆等證，因爲可治危、急、重症，所以也可治心臟衰竭或休克，對心臟血管與心肌梗塞之病變、心室中隔缺損都有療效。

當然，強心的方式很多，需要仔細辨證施治，例如：心臟無力，沒辦法把血液輸送到四肢末梢，造成手腳冰冷者，四逆湯就很好用。如果是本身的血液不足，可以用當歸黃耆補血湯。如果是心臟血管阻塞，則可以用活血化瘀的藥如丹參、川七等。

除了生脈飲、四逆湯對實質心臟發生作用外，像真武湯、附子湯，有附子成分組成的方劑等，基本上都有強心作用，因為附子本身就是一種強心的藥，對於心臟衰竭的人，它能夠讓心臟加速跳動，恢復正常的心跳，達到挽救心臟衰竭的徵狀。

一味丹參功同四物

沙鹿高中前校長姜吉甫先生，七十八歲時已經開過七次心臟，做過五次氣球擴張術，也就是在心臟開刀後，用氣球把血管撐起來，以利血管通過。但是人體內是有壓力的，腦內有腦壓、眼睛有眼壓、耳朵有耳內壓，在心臟當然也有血壓。醫院的心臟科主任當時判斷他血管內的氣球，不到三個月就會破掉，所以才連續開了七次心臟，做了五次氣球擴張術。有一回我到到台中社會大學上課，講授「生活中醫教學門診」，姜老先生就參加這個課程。我開給他四逆湯和生脈飲加丹參加川七，丹參是非常好的活血化瘀的藥，屬於唇形科的植物。大陸發展中醫到現在，研究成果非常豐碩，他們萃取丹參的成分作成注射液，直接打在穴位上，也可以做靜脈注射。

台灣的幾家大醫院常常是一床難求，你有機會到大醫院看看，連加護病房外面都是一排的病床，院方標榜占床率百分之一百多，但是這些病患常常一進去就出不來，或從別的門出來。大陸方面就很厲害，中風患者抬著進去，第二天就自己可以走出來，你看看，簡直差異太大了，這是因爲患者一進去就以丹參做靜脈注射、穴位注射，人就醒過來了。前些年他們開發了冠心一號、冠心二號，冠就是冠狀動脈，其中最主要的成分就是丹參。另外藥學專家說，丹參一味就可比美四物湯，所以有一句話說「一味丹參功同四物」，四物湯大家都聽過，我不迷信，但我用丹參用得很多，它是很好的強心、活血、化瘀的藥，可以把心臟血管的阻塞打通、溶解、清除掉。

再來就是川七。川七又叫田七，大家都聽過雲南白藥，裡面最主要的成分就是川七，它與人參同科，屬五加科，大家知道人參是非常好的強心劑，再加了丹參加了川七，還有鬱金。鬱金屬薑科植物，是非常好的止痛藥，同時能疏導情緒，也就是心情鬱卒時，用香附、鬱金兩味藥就可以改善。

香附是莎草科植物，生命力超強，以前在鄉下種菜，菜園裡的香附除都除不盡。婦科用得很多，因爲香附是專門行氣的，人不外乎氣血，氣一阻塞就用它來疏導。有時也用木香，木香同時也是非常好的止痛藥，屬菊科植物；再加一味蒲黃，屬香蒲科植物，長在水裡，和拜拜的香很像，生用時是活血化瘀的，搭配川七、丹參、鬱金，可以清血管的障礙物。

很多舌頭方面的病症，比如會痲、會痛、有灼熱感等，由於傳統醫學認爲「心開竅在舌」，所以朝心的方面診治，而不針對舌頭治療。因爲晚睡、吃燥熱的東西都會耗損心力，心在五行裡屬火，血、水分等都屬陰，晚睡一耗陰，舌頭就痲、有灼熱感，給中醫診治由心下手。但是進入西醫系統，可能就叫病患切片檢查，可是我們也常聽到人一做組織切片就完蛋了，反而變成不會講話、不會吃東西、不能呑嚥的人。

甘露飲加蒲黃、遠志、竹茹，遠志入心，其他藥方統統是最清的，所以你可以觀察看老天爺很會安排，夏天很熱，每個人都愛吃竹筍，煮湯涼拌，好像沒有人不愛，夏天熱，如果吃得油膩，人容易困倦，喝筍湯胃口就開，但是有皮膚病的人，一吃筍子，馬上搔癢，所以以前出痲疹，出痘疹，發不出來，丟幾個筍尖到藥罐裡煮，馬上全部發出來，就像很多人吃芒果一樣，頭腫起來，嘴唇翹得像豬八戒一樣。

那位姜校長吃了四逆湯、生脈飲，生脈飲只有三味藥：人參、麥冬和五味子，吃了以後，心臟好得不得了。你知道人年紀一大，手上腳上就會長黑黑的老人斑，這也是因爲心臟血管動力不夠，不能把沉澱的黑色素帶出來。我們現在加強心臟功能，作用正常後，就像垃圾車出動一般，垃圾車不出動，這裡堆一堆，那裡堆一堆，臭死了；但只要一出動，全部的斑都可以帶走。姜校長發現斑消失了，心中實在喜悅。

也因爲他當了二十七年的校長，門生故舊很多，他到處現身說法，把自己當活標本宣揚，又會寫文章，在中部的媒體發表，義務推廣，叫大家吃蘿蔔、喝熱茶、呑黑豆，惹得很多醫師不高興。他天天呑黑豆，天天吃蘿蔔，「冬天蘿蔔夏天薑，不用醫師開處方」，吃蘿蔔殺菌，因爲裡面有辣素，就像嚼檳榔全身會暖和，夏天吃薑的原因是在於一吃薑就散熱。現在流行吃冰品，其實愈吃愈不散熱，愈吃愈悶，愈悶當然就愈煩躁，所以夏天人們常常火氣很大。北方人夏天喝燒刀子解暑，因爲一喝酒滿身出汗，毛細孔就打開，散熱，全身就涼爽了，夏天吃薑不會中暑。

姜老校長七十八歲時與我認識，七十九歲去看心臟科醫師，醫師向他道恭喜，說他快八十了，心臟好像只有六十歲，姜老先生聽了這個話，下巴差點掉下來，他對醫師說，我都開過七次心臟了，還說我的心臟像六十歲。這說明了什麼？說明吃中藥以後，他的心臟功能逐漸恢復，逐漸強化。

飲食大有關係

心臟病和我們的飲食文化也有很大關係。有一位林太太懷老大時，一切正常，不過人的體質隨時在變，去年檢查的與今年不同，上個星期檢查的也可能和今天不同。我們每一分每一秒都在變，從一個受精卵孕育成一個胎兒，離開媽媽時還那麼小，很快就上小學了，又大學畢業了，以前覺得小學老師好大，沒想到一眨眼，自己就當阿公了。

林太太懷老二時每天吃冰，三餐都吃冰，影響到胎兒體質，老二出生後，林太太常常跑小兒科。三總小兒科有位錢大夫，非常仁慈，非常忠厚，醫術醫德都很好，她幾乎每個星期都去找錢大夫，在老二身上最少花了三百萬，可說是爲了貪口腹之慾，付出很大的代價。林太太認識我之後，她當然就不需要再找錢大夫，錢大夫很納悶，怎麼這些年都沒看到那孩子，直到有一天，林太太去找他開傷殘證明才告訴他，從認識我後就開始吃中藥，徹底改善孩子的體質。

換句話說，尚未做媽媽、預備做媽媽的女性，千萬注意，要爲自己的孩子打好基礎，孩子如果先天不良，累到的是父母。我記得有個嬰兒，將近兩歲了，打從一出生就開了十幾次刀，從腦部一路開下來，開完腦部之後就轉變爲水腦，壓迫到視神經，眼睛看不到；壓迫到聽神經，耳朵就聽不見；所以從出生到十個月，幾乎在加護病房過的，眞像是生個兒子來討債。人很傻，也很無奈，只要孩子笑一笑，所有的痛苦都忘掉了，怎麼說呢，畢竟是心頭肉，蝦米也好，癩蛤蟆也好，寶寶不健康，眞的會累死媽媽，所以我奉勸：一定要注意飲食文化！

晚睡爲萬病之本

古代人當然也有心臟病，不過現代人尤其嚴重。因爲過度地使用心臟，導致心臟無力、心肌無力等。以心肌梗塞來說，又與飲食有關，古代人飲食比較清淡，不像現代人大魚大肉，油脂過多，當然容易造成心肌梗塞、心包膜阻塞等。一個人每天工作八小時，休息八小時，娛樂八小時，早期我們都分成三等份，上學的也好，工作的也好，基本上都是這樣的，要有八個小時的充分睡眠，還要有八個小時娛樂來調劑身心；可是現在娛樂很少，睡眠也是；我經常問病患：幾點睡？他說差不多清晨四、五點睡！我自己訂了一個像青年守則的條文，青年守則第十二條是有恆爲成功之本，我增列第十三條：晚睡爲萬病之本！

人一晚睡，什麼毛病都來了。交大有一個郭姓學生，每天都三、四點睡覺，又喜歡吃炸雞塊、炸薯條等，可以想像他滿臉都是痘痘，他爸爸常常在我這邊跟診，我就警告他，吃藥醫得好，但如果自己不從飲食調整的話，肯定會有問題。他總算聽話，自己從四點到三點、從三點到兩點、從兩點到一點睡，配合吃藥痘痘全部都消掉。

不過後來有一天，他發現乳房長了硬塊，嚇壞了，這位郭先生的侄兒在某醫院當醫師，所以他去就診，這家醫院評估的方式就是先切片，看看到底是良性還是惡性的，如果是惡性的就很麻煩、很棘手。結果他到我這邊來，我對他講吃吃藥，結果也不錯，另外就是配合作息，因此從一點提早到十二點、從十二點再提早到十一點。基本我們超過十一點就算晚睡；作息調整，配合吃藥，用加味逍遙散、蒲公英、天花粉、浙貝母、香附、神麴等，吃著吃著，硬塊就全部消掉了。

心悸用柏子仁

人類的心臟也一樣，晚睡熬夜的話，一定會消耗心臟功能，就會常常出現缺氧、胸悶，嚴重的話就心絞痛，夏天天氣熱就容易中暑，當然生脈飲、四逆湯還是有效。有些人在比較累後，心臟會產生一種代償作用，也就是心臟會加速跳動，把血液供應給肺臟去進行氣體交換，所以人常累了、疲勞了，就會出現心悸（就像馬達加速運轉，讓水能抽到高樓頂上一樣）；如果有心悸的現象，意味著可能已經出現心律不整；心律不整的話，炙甘草湯有非常好的作用，我通常還會加柏子仁、遠志、丹參、川七當然也可以用，都是強化心臟功能，讓整個心悸的現象趨緩。

針對心悸，我們常用柏子仁，它是杉柏科，結在柏樹的果子，有很好的安神作用。「神者」是由心臟主宰，但是這裡所指的心臟，並非解剖學的心臟，而是包括大腦的指揮系統。心有藏神的作用，如果能安定心神，心跳次數就會逐漸減緩。一般我們除用柏子仁安神外，會用遠志，遠志有小毒，一般在使用遠志之前要用甘草水浸泡二十四小時，且要去心，以去其毒性。

臨床上，更年期女性出現心悸的機率也是很高的，她們常常莫名其妙地心跳加速，這樣一來就容易緊張、容易害怕；除了心悸以外當然就是會出現潮熱，就會冒汗，潮熱的時間大都出現在午後。若出現潮紅、潮熱時，我們就要加鱉甲，因鱉甲甲本身是滋陰的藥；除了鱉甲外，我們也會用地骨皮（枸杞的根，茄科植物），另外我們會加元（玄）參。所以有關心臟的問題啊，過度疲勞是最主要的因素，其他的就是你本身心臟有問題，比如說脫垂、瓣膜閉鎖不全、室中隔缺損等，都是器官本身組織的病；有些就是屬於神經性的，如有人會過度緊張、有更年期症候群，與器官本身沒有什麼關係。

中醫具象又科學

中藥其實都需要經過炮製。在南北朝有一位雷斆先生，後人稱雷公。傳說中的雷公是封神榜中的雷震子，在中國醫學史上則有兩位雷公，第一個出現在《黃帝內經》，他是岐伯的學生，民間稱「岐黃之術」就是岐伯與黃帝互相探討、詰問有關醫學問題所留下的紀錄，後經醫家整理成有系統的中國醫學典籍文章，《內經》中的雷公常自稱「小子」。第二個雷公，就是專門中藥炮製學的雷斆先生，後來寫成一部傳世著作《雷公炮製》。如果我們到藥房看到「遵古法炮製」中的古法，就是遵雷公的炮製法。

我提這些典故之目的，是因爲社會大衆認爲中醫是很虛玄、形而上的學說，可是社會大衆不了解中醫是最具象而不抽象的，所探討的都是人的生理病理的問題，所做的實驗都是現代人所謂的從假設到驗證，所以有人說中醫不科學，其實中醫發展過程才是超科學的。我總覺得社會有些民衆被灌輸不正確的說法，例如有些患者會問：「我吃這些中藥，對肝腎會有什麼影響？」當然，那是因爲有些醫師習慣用蟲類、動物類、礦石類的藥物，而我則會告訴患者：「我幾乎不用那幾類藥物，一概屏除！」所以我們從事中醫，除了治療病患之外，還要教化人心，我們從古到今，所缺少的就是沒人從事教化人心的工作，因此影響到中醫藥的普及與推廣。

蛋黃油：優良強心劑

關於強心的食材藥材，我覺得我們老祖宗眞的很厲害，兩千年前就能體會到鷄蛋蛋黃是最營養的一種食物，把蛋黃放在鍋子裡加工，一直炒一直炒，炒到蛋黃油炒出來，蛋黃油是一味非常好的強心劑，是能夠供應心臟血管營養的一種最好的藥物或食物。

大陸河南省有個縣叫鞏縣，是全中國最大的兵工廠，也是全中國最大的蛋淸工廠，意思就是說把蛋分離，鷄蛋白把它分離出來，做爲生產動物性蛋白質的主要來源；那蛋黃另外分離出來，那在食品業很多的蛋糕啊，大都是用蛋黃，像中秋月餅很多也都是用蛋黃；這裡就有生產蛋黃油來強化我們的心臟功能。

8 情緒與精神疾病

◎【醫案】精神官能症

病歷號碼：78660

姓名：龍□□

初診：二〇〇二・一一・一〇

主訴：身心靈受創傷，致精神瀕臨崩潰。

患者因受打擊，導致身心不穩，常常獨自外出，漫無目標，不知所措，而由長輩陪同來診，我們先簡單地做心理輔導，疏導其情緒，並以加味逍遙散爲主方，解其憂鬱，加柏子仁、百合、遠志、鬱金、香附，以疏導情緒，經過一段時間的療傷，改善其症狀。

通常有精神官能症的人會出現一種反應，只要有東西可吃就一直吃，但因吃多排多，除了體重直線上升之外，就是便祕。臨床有兩種年齡呈現極端反應案例，一是嬰兒，一是老者。原來大腦飢餓中樞，又稱飽食中樞，無法隨年齡成長發達，小孩只要塞奶瓶就吃，大人也會猛吃。我也遇過一病例，至今西醫找不出原因，就是只要一睡覺，枕大骨墊枕頭，或坐椅子脊椎靠背，受到壓迫就想吃東西，明顯是大腦神經中樞有問題。我用溫膽湯治癒八、九成。

這個病例我在初診用柴胡龍骨牡蠣湯、磁硃丸加上疏導情緒的鬱金、香附，安神的柏子仁、遠志、百合。柴胡龍骨牡蠣湯出自仲景先生《傷寒論》的〈壞病篇〉，是從柴胡湯變化而成。原條文是：胸滿煩驚（即熱性病留下的後遺症），不能自轉側。胸滿煩驚就告訴我們是精神官能的問題。方內龍骨牡蠣屬於介殼類，有潛陽作用，所謂潛陽就是鎮靜。

另有大黃劑在內。仲景先生治病大法完全符合《內經》所謂「病在下取之上，上病下治」的原則，即病灶在上要從下治，這原則本是針灸原則，但處方用藥也本此治法。這種精神官能症是大腦中樞神經出現幻聽、幻想、精神不集中，用大黃作用是往下發展。其實有人用大黃製劑會引發腹瀉，在《金匱要略》有：驚悸、吐衄、下血、瘀血、胸滿、短氣，就明顯告訴我們病在上而取之下，用大黃製劑，可以緩和腦內壓，減少大腦的異常放電。除用柏葉湯外，也用黃芩、黃連、大黃，稱爲三黃瀉心湯。《内經》也告訴我們，熱傷陽絡則吐衄，黃芩、黃連、大黃都大苦大寒，可以逐漸使破裂擴張的血管收縮，達到止血的目的，也是藉助大黃引藥下行作用，使大腦内壓升高的情形，獲得趨緩，達到止血的目的。

磁硃丸可以治三種疑難雜症，它是出自《名醫方論》，組成雖只有三味，卻不能小看。在臨床上，一治精神官能症，二治飛蚊症，三治耳聾耳鳴，我們用此方治癒的病例不勝枚舉。至於鬱金、香附，本是礬鬱丸，也稱白金丸，白即白礬，金即鬱金。

十一月八日第二診，患者服柴胡龍牡湯等方之後，因内有大黃製劑，便祕已改善，但告訴我月經週期不正常，因爲精神官能症必會擾亂腦下垂體，才導致經期異常，故二診僅將柴胡龍骨牡蠣湯改加味逍遙散，其他則保留。

十一月二十九日三診告訴我，月經從二〇〇二年八月到十一月沒來，又因大腦意識到中樞神經有病，左側頭痛、胸悶、胸痛，加上飽食中樞神經問題，所以一直要吃東西，導致膽固醇過高，因此三診將加味逍遙散改柴胡桂枝湯，加川芎、荊芥、鬱金、香附。柴胡桂枝湯出自《傷寒論》兩次，一是〈陽明篇〉，一是〈少陽篇〉，內有桂枝調和營衛，小柴胡湯疏通三焦。

龍小妹妹的症狀在持續服藥後，總算治好。

二〇〇二年底，介紹來診的老師本人來門診告知，患者已變換環境，並找到一份能維生的工作，還在某大學再深造。患者的調適與努力精神，也令人敬佩。

本章我們接著談思考的、大腦的心，也就是大腦指揮系統方面的疾病。

生活壓力大，精神疾病多

曾有一則新聞報導，某高中有一個學生，有一天發現佈告欄裡面自己被記了一個小過，遇到這樣的事情，一般人通常會向導師、訓導主任等反映，但他心裡悶著不吭聲，也不回家向自己的父母反應。這個學生以往成績都在五名以內，被記過這件事，他很懊惱，始終打不開結，因此就精神分裂了！說起來眞的是芝麻綠豆、微不足道的小事，有些人就很在意，然後就鑽牛角尖，你想想如果是泥土或許可以鑽過去，明明是鋼筋水泥怎麼鑽得過？只會鑽得頭破血流！這個學生沒辦法最後只好被送到台灣療養院，一住就住了十二年，從十八歲高中二年級，住到三十歲，整個人就變成廢物。

我問這個病患說：「你在路上會不會認得我？」他搖搖頭。

「你能不能從家裡到我這邊來找我？」他也搖搖頭。

被記個過，認為是人生的汙點、對自己的羞辱、一種打擊也就罷了！但是有一個更不可思議的狀況，有一回他坐的椅子被人搬走，如果是我們，那就想辦法再搬一張，但他就為這件事情心理不高興，還去向老師報告，結果老師的處理方式也是叫他搬另外一張椅子了事，有得坐就可以了嘛！但不行，他就非得要那張椅子，像這麼一點點小事，他就鑽哪鑽，鑽不出來就精神分裂。

還有一個簡姓病患，本來讀專科，突然有一天也不知道到底什麼心結，他認定有人拿毒藥給他吃，說他的飲料裡有顏色，肯定是被人家下毒；然後看到從冰箱拿出來的白帶魚裡面是紅的、有血水，也說別人要害他。由於老是一直唸一直唸，最後也只好到北投陸軍精神病院住，轉到台大醫院又住了八年，情況很不好。後來，家人來找我幫他處理，精神狀態有好轉，就到他哥哥在景美開的電器行幫忙，兄弟比較不會有什麼芥蒂，後來大概嫂子一直抱怨，說弟弟長那麼大，人好好的竟然不去賺錢，一直靠人家養之類的。他聽了很受不了，就開始說要去賺大錢，寫了很多投資計畫、理財計畫，還寫得頭頭是道，病情又開始不穩定。

精神有狀況的這類人只要稍有刺激，隨時就會爆發。一般像這種症狀的人，有的是把自己封鎖起來，不吃、不喝，北投的那位小男生，他可以四十八個小時不吃、不喝、不睡、不說一句話；有一些人是有攻擊性的，會打人！有位醫學系的男生，因爲戀愛失敗，導致精神分裂，他家在西藏路有一棟房子，那棟房子裡面沒有人敢和他一起住，只有父親來照料。只要見到年輕男生，他就要拿菜刀去對付，認爲他的女朋友都是被「這男生」搶走，唯一只對父親不敢發飆！

對於精神病、精神分裂患者在《內經》裡就有一個方，就是用鐵落，鐵落是打鐵燒紅的時候，鐵鎚敲打濺出來的碎片。現在打鐵的行業少了，當然比較不太利用，我就用一種變通方式：到五金行去買個幾斤鐵釘，把鐵釘先放在藥罐子裡邊加水煮個一兩個鐘頭，煮了以後鐵釘裡鐵的成分會釋放出來，煮過或用過的鐵釘還可以用，所以是一舉兩得。還有許多礦石類藥物，譬如說赤石脂（它本身是一種鐵的氧化物）、代赭石等，這些礦石類藥物本身就有鎮靜作用、收濇作用。

中西合作，實在不錯

對於上述這類病患，事實上，現代醫學大多是服用鋰鹽，但似乎沒什麼用！嚴重的話，我還看過用電擊法治療的，電擊後人昏迷就乖乖聽話了。但是我覺得相當殘忍，中醫不然！

陽明醫學院有傳統醫藥研究所，創所所長是崔玖教授，第二任所長是洪傳岳先生，爲留學英國專攻心臟科的醫師，對中醫藥很有興趣。在崔教授任內，傳醫所每次上課就先擬一個題目，然後找一個中醫、一個西醫進行討論，希望在討論中能夠發現交集。我前後去過很多次，這是一種方便中西醫溝通、交流的管道，也可以說希望眞正做到中西醫一元化。我認爲如果能透過現代醫學做檢驗，用傳統醫學治療，讓病患達到治癒的目的，實在不錯。

陳立夫先生說，救人的方法愈多愈好，殺人的工具愈少愈好！不過，西醫似乎少了些雅量，像SARS期間，中醫本來要動員全國醫師參與救煞工作，結果居然被告知最好低調一點。其實，以SARS來說，西醫要找出病毒株，但還是連冠狀病毒的變種是什麼都找不到，找不到就沒有治療的藥物、方劑。中醫不然，如果人發燒，我們就讓你不發燒；肺浸潤我就讓你不要浸潤，甚至也不必插管，因爲中醫有瀉肺水的藥，如葶藶大棗瀉肺湯、木防己湯、麻杏甘石湯等，全部都是可以治療肺浸潤的良方。

在傳醫所，有一次我們討論的主題是精神官能症如何治療，對談的西醫還不錯，竟然知道百合病之類的，我想他肯定研讀過中醫文獻。既然研究精神病，西醫治療並沒有好的方式可以擺平精神病，所以南部有榮發堂，收留幾百個病患，雖然要收費，但至少讓他們每個人都能得到做人的基本尊嚴與尊重，讓他們能充分發揮人力的邊際效用，他們會養豬、會養鷄、會種菜，榮發堂還帶著這群人搭飛機到澎湖觀光旅遊。你說，現在哪一個人敢帶著台大醫院的精神病科病患出去？

現在的社會壓力導致出現精神官能症的人愈來愈多，某醫院精神科主任講了一個有點離譜的數據，他說全台灣大概有五百萬人有精神官能的現象，意思是四個人中就有一個，這麼說有點離譜，我認爲應該有五十萬到兩百萬之間，這是社會非常沉重的負擔。眞的送到療養院的人幾乎都沒有什麼用了，要限制他的行爲，因爲有些這類的人會攻擊別人，像一顆不定時炸彈，隨時會爆發，像這種顯性的，大概有二十萬到五十萬。隱性的大概有兩百萬，因爲太大的生活壓力，要維持一定的生活標準、一定的生存環境，天天都在承受無法承受的壓力。

廿一世紀，很多傳染病已經不見了，有一些傳染病從十九世紀到現在尚未滅跡，像瘧疾，二十世紀最重要的傳染病就是AIDS，到廿一世紀，精神病將會占一個很重要的地位。

鬱金和白礬在一起有個方叫白金丸或礬鬱丸，白礬、明礬、青礬、膽礬等，礬的種類很多，白金丸可以治療精神官能症、精神分裂症，是非常好用的處方。

麝香：最神奇的通竅藥

如果大腦神經不管是什麼原因，如中風、車禍腦部受傷，使語言中樞發生障礙的話，因爲腦是竅，中醫就用通竅的藥，如遠志、菖蒲都是，其中最好的最神奇的應該是麝香。

在所有的藥材裡，麝香的通竅效果，簡直是沒辦法形容地神奇，我最近的病例是位十七歲的鍾先生，因騎機車發生車禍，腦部受傷昏迷了將近十三天，因爲他表舅是我中醫界的朋友，請我就近到某醫院看看他，我開了柴胡龍骨牡蠣湯加減，加遠志、菖蒲、竹茹、丹參、川七等活血化瘀通竅的藥，最主要在於醒腦。他昏迷的時候就一直不安定，因爲腦幹受傷不舒服一定會煩躁，我就加麝香進去，一吃就清醒過來了，沒多久就出院了。

無獨有偶，在同時間基隆某醫院也有個車禍的年輕人，也是獨子，經過同道謝醫師情商請我處方用藥，結果也是一吃就醒了。還有我大嫂的弟妹，中風送到某醫院開刀，術後變水腦，用引流管後變成腦膜炎，變腦膜炎後就昏迷，一昏迷就半年。結果麝香一吃就醒，就可以坐輪椅，最後竟然還可以走路。附帶一提，像蟬蛻、訶子、通草這些藥，就可以讓人開口講話。

中醫的安神方

《聯合報》曾有篇報導稱有一神經元病變者，去大陸找醫師看病，看了三個多月發現效果也不好。現代醫學對神經元的毛病可說一點辦法都沒有，找中醫扎針也許會有點幫助，氣功不一定有效。有個病患說找氣功師發功，將近五十次，每次六千塊，花了三十萬，結果連一個響屁也沒放，氣功師就對病患講，因為你的病情嚴重，所以五十次還不行，要再多發幾次，還要再花多少不得而知。

氣功本來在《內經》就有，〈移精變氣篇〉提及導引吐納，吐就是呼氣，納就是吸氣，藉助呼與吸的動作調整人體的生理功能，達到強身長壽的目的，但是並沒有談到可以幫別人治病。

這位神經元疾病患者，在大陸看了三個月醫師後，本來可以跑三千公尺的，回來後步履蹣跚，手不能拿筆，體重也降了五公斤。我發現這常常是因爲太多的壓力造成的，因爲長年累月吃降壓劑、鎭靜劑、安眠藥，現在的社會太多的生存壓力，很多人睡不著就很在意，就藉助安眠藥，安眠藥所引發的問題很多，痛苦也大。

容易驚嚇、容易緊張，柏子仁、酸棗仁、介殼類藥物都可用；會出現精神的激動、亢奮，就要用潛陽的藥，龍骨、牡蠣、石決明、珍珠母、龍齒等，都是屬介殼類；再來就是礦石類的藥物，它有鎭靜作用。

硃砂在《神農本草經》裡列爲第一味藥，硃砂因爲有水銀在裡邊，如果累積太多的話，會引起重金屬中毒，所以一定要遵古法炮製，其實，金、銀、銅、鐵等金屬都有鎭靜作用，所以小兒科出現抽筋、驚癇，包括急驚風這一類症狀，常常在處方裡面會加金鉑，磨成粉和藥粉一起，對大腦細胞的異常放電所出現的這種癲癇、痙攣、抽搐、口吐白沫、角弓繁張，都有作用。

中藥材裡還有很多可以安定大腦神經、舒緩壓力的方。甘麥大棗湯就很不得了，從大腦皮質的安定就可以解決很多問題，連失戀都可以治，談戀愛失敗的人，常常恍恍惚惚的，甘麥大棗湯一吃就安定了。

另外柏子仁、酸棗仁、百合，都是很好的安神藥；鬱金、香附都是可以疏導情緒壓力的藥物。鬱金屬薑科植物，可健胃，也是很好的止痛藥。香附屬莎草科植物，香附的生命力非常強，你把它挖起來，晒了幾個月，下一場雨它又活過來了，它能走人體裡的十二經，還有奇經八脈，在藥典裡它是所謂的女科仙藥。

甘麥大棗湯平常但神奇

有時候，要救一個人不一定要用什麼特殊方法。我常用甘麥大棗湯，加一點礦石類的藥，加一點安神、鎮靜的藥，如龍骨、牡蠣、石決明這些介殼類，另外還有一個治療精神分裂的方，叫做磁硃丸，硃砂是重金屬，有安神作用。《內經》裡面就有治療精神分裂的藥叫做鐵落，以前人打鐵，燒紅了，就有火花濺出來，那個火花冷卻後就叫鐵落。中醫說重金屬本身就有鎮靜作用，金銀銅鐵等所有重金屬都有鎮靜作用，所以《內經》裡就用鐵落治療精神分裂。另外，《內經》也提到要「絕其飲食」，意思就是不給吃東西，但現代人不忍心，認爲這樣做不人道，違反人權，讓人知道了一定去抗議的。

只要想安定大腦皮質，就可以用甘麥大棗湯。有一個從美國回來的語文博士，大概在國外要承受很多壓力，有三年時間完全像個廢人一樣，腦筋空白，沒有辦法思考，美國醫師給他抗焦慮的藥，愈吃愈焦慮，完全無法工作。回到台灣養病，吃了甘麥大棗湯加減的藥後，所有的抗焦慮藥全部停掉，整個神智慢慢恢復，九月下旬就回美國，重新回到工作崗位。所以太多的壓力會造成痴呆，太可怕了。

另外，還有一位老師因爲教學導致咽喉長繭，嚴重到竟然無法發出聲音，所以他來看病都用筆談，第一次、第二次、第三次都是如此，我用麥門冬湯合甘麥大棗湯紓解他的壓力，第四次聲音就出來了。另一個病例是一位幼稚園園長，有一天在景美的路上被摩托車撞倒在地，昏迷了將近二十分鐘，撞到她的人就近把她送到耕莘醫院，送醫的時間大概十幾分，到了醫院就醒過來了，人沒什麼問題，觀察的結果也沒有腦震盪，但是因爲受到驚嚇，幾乎有一年時間完全不會講話，所以需要疏導她的恐怖、緊張，就開甘麥大棗湯、生脈飲。

柴胡、逍遥，安緒、解鬱

中藥裡面，紓緩壓力的，除了甘麥大棗湯外，柴胡系列的處方也是對情緒穩定非常好的方劑。

小柴胡湯、大柴胡湯、柴胡桂枝湯、柴胡龍骨牡蠣湯療效都是非常好的，還有從柴胡湯變出來的逍遙系列。現代人都活得非常不快樂，所以就找逍遙散讓人快樂逍遙，之所以叫逍遙散，因爲它能清肝、理脾、解鬱。

更年期女性會出現一系列的更年期症候群，每天下午三四點申時開始就烘熱，接著就冒汗，因爲冒汗是靠心臟、血管，交感神經興奮，才會出汗，當然就影響到心臟，所以就出現心悸，心臟就蹦蹦亂跳，心悸當然就影響到睡眠。通常也用逍遙散或加味逍遙散。

加味逍遙散是由逍遙散加了兩味藥而成，第一味是牡丹皮，第二味是梔子。梔子本身是苦寒藥，如果有發炎的話，它是很好的消炎藥，屬茜草科植物，有化瘀作用；牡丹的花非常漂亮，最有名的是河南洛陽，實際上杭州的牡丹也很漂亮，如果大家要看牡丹也不用跑到大陸去，我們的杉林溪就有四、五百盆牡丹和芍藥。

不是很內行的人不太能分辨牡丹與芍藥，它們的花很像，葉面也很像，因爲同屬毛茛科植物，都是活血化瘀的藥物，而且牡丹皮可以作用在血液，有的人蓋被子會熱，一熱就搔癢，像這種血熱症的人就用到牡丹皮。紅斑性狼瘡的病患幾乎都會用到，可能用一個方，也可能用一單味的藥。用方的話，六味地黃就有牡丹皮、腎氣丸、知柏八味，或單用牡丹皮，所以加了梔子和牡丹皮有清熱的效果；因爲有烘熱感，心悸會冒汗，就加柏子仁、地骨皮，柏子仁有安定大腦中樞神經的作用，能讓心跳減緩。

很多人都有這種經驗，一緊張心臟就亂跳，有位柯老師曾經心跳二〇四跳，幾乎比正常的心跳快了三倍的速度，醫師就開毛地黃給她，結果吃了八年半後，她的脈搏從二〇四跳降到四十七跳，通常中藥材不會這樣，譬如二〇四跳的脈搏，我們會讓它慢慢的減低到一〇〇、九〇、八〇，我建議她不要再吃毛地黃。她說醫師告知血液裡還沒有發現毛地黃中毒的現象，我說等到儀器檢測出血液裡有毛地黃中毒的現象，那已經很嚴重了。她又說那萬一停了藥，脈搏又回到二〇四跳怎麼辦？很多人會有預設立場，還沒發生的事就先想像，就像很多失眠的人，才晚上八點就擔心睡不著，都還沒到平常睡覺的時間，你怎麼知道會睡不著，一直提醒自己睡不著，到時當然睡不著，這是一定的。

同樣的，很多女人肚子痛就懷疑是不是子宮癌，肚臍下面痛就懷疑子宮癌，肚臍上面痛就懷疑胃癌，胸口痛就擔心乳癌，那不是神經病嗎？很多人過年許願，心想事成，那心想癌症，是不是眞的就實現呢？我搞不懂，爲什麼不想些快樂的事。

既然是情緒壓力造成的疾病，用逍遙劑就能舒緩，它的作用不局限在某一種疾病種類，可以適應所有的承受精神壓力所造成的種種疾病。

逍遙散還是治肝病的一個常用處方，因爲一般肝病的形成往往也和鬱卒有關，雖然沒有確切統計，但是可以肯定罹患肝病的人常是不快樂，有壓力的，因爲肝爲罷極之本，這是《內經》告訴我們的。肝病是因爲疲勞造成的，因爲承受太多的壓力，又沒有紓發的管道，所以肝就遭殃了。

我們的肝很可憐，它是人類最親密的最忠實的朋友，無怨無悔的幫我們做工，做到它做不動爲止；可是我們每天都在傷害它，摧殘它，天天熬夜，天天透支體力，天天吃垃圾食品，尤其是會增加肝臟解毒負擔的食品，最後倒楣的，就是你的肝。肝爲罷極之本，罷的讀音爲「疲」，你看老祖宗在兩千年前就告訴我們，疲勞最遭殃的就是我們的肝，它說「人的血液臥則歸肝」，當我們休息時，血液就透過門脈靜脈回到肝臟，要讓它儲存在肝臟裡，營養你的肝臟，肝臟就不會硬化、萎縮，也不會有腫瘤。所以，逍遙散、加味逍遙散同時也是治療肝病最理想的處方。

百合病用百合方

其實，大概國內比較有名的精神科醫師的病患，我全部都接過，我對他們的治療方式很清楚，事實上沒有用，吃那些精神科的藥後，整個人神情都是痴呆的。但是我給他們吃了藥以後，竟然會眉開眼笑，甚至還會跟你開開玩笑，這種治療的結果顯然就很明白，差異很大！

中醫精神科裡面的用藥就有百合地黃湯，因爲中醫所謂的「百合病」，病患就是看似沒病又像有病，想吃又吃不下，想睡又睡不著，想走動又走動不了，看外觀好像沒有什麼病。百合病有時是因爲外感引起的，有的是因爲吃藥引起的，有的是因爲承受很多壓力引起的。

我有個小女生病患，唸國三的時候，起初一個星期會昏倒一兩次，倒下去後大概一兩個鐘頭會甦醒，醒來後也就沒什麼問題了！但是愈接近聯考的時候，發作就愈頻繁，一個星期有時候五、六次，幾乎每天都在昏倒，每次昏倒的時間會超過五個小時以上。家人把她送到大醫院檢查，從電腦斷層、核磁共振一路檢查到所有血液狀況，任何該檢查的都檢查過了，就是查不出原因，只好準備送到精神科，看看是不是情緒問題所致。

家人把她轉來給我看，她的病因顯然就是壓力，我就說，既然如此，就送她去國外沒有壓力的地方。問題是送到國外沒有壓力是對啦，但除非你陪著去，否則只是你的兄弟姐妹在國外，或者什麼其他的親戚在國外，沒有人可照料的話，患者是不是能適應？所以最後又回來了，她不能適應，像這些人的腦細胞大概都有些狀況，所以非常困擾！

百合病有百合病的用方，在《金匱要略》婦科裡記載有一種做梅核氣病，就好像吃了酸梅、梅核卡在喉嚨裡一樣，吞吞不下去，吐也吐不出來，最後人就一直消瘦下去。我看好過一位梅核氣病患者，她原來在省府工作，先生在行政院主計處工作，她女兒那時候面臨到升學壓力，先生也遇到升遷阻礙。她一直就是以先生、兒女為重心，心中有掛礙、有壓力，也不知怎地老覺得喉嚨裡邊有東西梗著。找醫師看，有人說喉頭發炎，有人說咽喉有病變，還有人態度曖昧說好像是喉頭癌，讓她這個心裡始終不很樂觀、坦然的人，鑽起牛角尖來，人就一直瘦一直瘦。

那時大概是六、七月份，她找西醫看不好，後來找我看。大家都知道，七月一、二日是大學升學考，八月放榜，女兒考取輔仁大學，她先生職位也升等了。心上兩塊大石頭一拿掉，她的病就不藥而癒了！

產後憂鬱

《金匱要略》婦科裡又記載有一種病叫做婦人臟燥症，會無故悲傷，莫名其妙地想哭就哭，也不曉得自己在做什麼。書中指出用甘麥大棗湯治療。這個婦人臟躁症，和我們現在常聽到的產前、產後憂鬱其實是一樣的。產後憂鬱症若是發生在產婦的話還罷了，我卻遇過一個病例，有位男子，娶了大陸妹，生了一個女兒，家裡出現兩派意見，一派主張自己餵奶，增強孩子的免疫功能，比較不會生病；另外一派則認爲大陸妹長期營養不良，擔心母親自己餵奶的話，小孩子比較不健康。就這樣一派要餵母奶，一派是不可以餵母奶，弄得這位父親天天哭！人家問他哭什麼哭？他說：「因爲我不會帶孩子！」所以可見，產後憂鬱症不是產婦專利，奶爸也有可能。

導致產後憂鬱的因素很多，但還是以性別問題居大多數，比如說連續生了好幾個女生，發生產後憂鬱症的機率比較大。我們家裡就有這麼一個，以前的時代沒有所謂的產後憂鬱症，我大姐從老大開始，就盼望生個女兒，但是她是從老大、老二、老三……到老七，生了七個男生，到第八個才總算生了個女兒。後來她又想一個女兒比較孤單，再有一個女兒來陪她比較理想，結果又懷孕第九個偏偏又是兒子。當時她有沒有憂鬱症我是不知道，但肯定心情不見得好。

另外，有位住台南的老師，也是從老大就盼望生女兒，結果從老大、老二、老三、老四，到老五才生一個女生，結果老六又生了一個男生。總之，因懷孕所產生的情緒問題多半是因爲性別，尤其是有些公婆，總是歧視媳婦不生男孩，甚至會因此冷落，作媳婦的精神壓力大，就容易憂鬱。

這類情況用甘麥大棗湯、百合地黃湯都可以處理；精神分裂上的問題就用重金屬類的藥物，像柴胡龍骨牡蠣湯啊，這些效果反應都很好。

當然，我們治病要有所區別，像濟公就是「癲」，在馬路上會看到有人喃喃自語，傻笑之類的就是癲；「狂」就是標準的精神分裂了，這類病患會爬到樓上吵著跳樓啊，在馬路上脫光衣服裸奔啊等，重金屬、鎮靜的藥都是防治「狂」比較多。癲和癇屬於陰證，狂屬於陽證，所以沒有辦法控制自己；癲和癇用些安神的藥、鎮靜的藥，狂的話就要用鎮靜的藥，像磁硃丸等。

清心蓮子飲治七情病變

只要是憂思抑鬱，發熱煩躁，或酒食過度、火盛剋金、口苦咽乾、漸成消渴、遺精淋濁、遇勞即發、四肢倦怠、五心（兩手心、兩腳心及心窩）煩熱、夜靜晝甚等，均可服用蓮子清心飲。這個方也可稱為清心蓮子飲，出自「太平惠民和劑局方」。

蓮子清心飲對過度思考或情緒壓抑所造成七情病變特別有效。七情即所謂喜、怒、憂、思、悲、恐、驚，往往會使生理發生不平衡現象，產生許多的病變，像睡不著就容易引起發燒及情緒煩躁等問題。

飲酒過度、相火過旺會造成遺精，甚至使腎臟的過濾功能發生問題，尿液如洗米水般混濁、泡沫多，也就是所謂的尿蛋白過高，且愈疲勞愈易發作。這類病患一定要從飲食上加以控制，並充分休息，不能太勞累。一旦尿蛋白過高，營養相對流失，無法正常供應至身體末梢，以至於四肢倦怠，五心煩熱。因爲是一種亢進現象，而夜是陰，晝是陽，故晚上就會較安靜，一到白天則較嚴重。

除此之外，因爲女性情緒的變化會影響到腦下垂體，造成荷爾蒙分泌失調；本方即可治療女性的異常出血（稱之爲崩漏）及不正常的陰道分泌物（稱之爲帶）。

蓮子清心飲之組成藥味爲：石蓮肉、人參、黃耆、茯苓、柴胡、黃芩、地骨皮、麥冬、車前子、甘草等，屬於手足太陰足少陽太陰藥。人參、黃耆、甘草可以補陽虛而瀉火，助氣化而達州都之官（膀胱）；地骨皮可退肝腎虛熱，柴胡可散肝膽火邪；黃芩、麥冬則清熱於心肺上焦；茯苓、車前子，利溼於膀胱下部；中以石蓮肉清心而交心腎，則諸症悉退。

9 糖尿病與消渴症

◎【醫案】糖尿病

病歷號碼：58650

姓名：彭□□　一九四一年生

初診：二〇〇三・〇七

主訴：疲勞、倦怠、血糖指數高

本醫案的彭姓患者，只服一次藥，就將血糖降下。他之前是因爲工作壓力很大，血糖曾高至二三六／一三六，又有肝炎，有一次喝朋友小孩滿月酒，病發到某署立醫院治療，結果是注射因素林。他因爲親戚介紹，於二〇〇三年七月來看診，他說打了因素林後，性功能低下，把他嚇到了（通常降壓藥也有此副作用）。後經服藥調理，現已恢復正常。

這位彭姓的銀行經理，經我們調治後，一直保持穩定。性功能低下的問題，用石斛不但降血糖又對男性功能障礙有療效，甚至精蟲不足、精蟲活動力不夠，都有很好的療效。

糖尿病與遺傳有很大的關係，可分為幼年型糖尿病及老年型糖尿病，現代醫學又分依賴型糖尿病與非依賴型的糖尿病。我看到很多患者甚至完全不會分泌胰島素，問題非常嚴重，現代醫學就只能注射胰島素之類的處理，傳統醫學可不一樣。幼年型糖尿病，大概都用六味地黃處理；而在所謂非依賴性糖尿病和依賴性糖尿病中，其實一個就是老年型糖尿病，我用腎氣丸的機會比較多。

血糖與糖尿病

漢武帝據說也是罹患糖尿病，想必老祖宗有幫他調治。在近代中有名的偉人經國先生晚年也是被糖尿病困擾，群醫共同調治護理，但還是因視網膜病變，幾近失明，再因心臟傳導功能障礙而下肢行動不便，依賴輪椅行動，外形臃腫，令人看了爲之心酸與不忍。據當時也是醫療群的某家醫科蔡主任持平地說：「當未找到最好的治療方法之前，只有用控制病情，不讓病情惡化。」我們曾看過四、五歲，七、八歲就罹患糖尿病的患者，想想他們如果也用控制的方法，那人生還有五十年、六十年漫長的歲月需要控制，不禁令人心酸。

現在很多人以爲血糖高才是糖尿病，其實血糖偏低也是糖尿病，我曾看過血糖高達八百的病人，已嚴重酮酸中毒。但也有人沒感覺，有位老婦人，雖有糖尿病，照樣吃糖，她說沒有糖尿病的反應，我曾請教西醫，但無解。也有一位老婦人血糖高到四百多就昏迷，送醫院打針，血糖沒有降下，我用白虎加參湯，生脈飲、石斛、天花、玄參、山藥，很快就從四百降到一三四。所以中藥肯定可以降血糖。有一位藥廠負責人，他曾觀察可降血糖的中藥，都屬塊根類，如地黃、山藥、葛根等，也包含了百合科的麥冬及玄參科的元參等。在臨床上，血糖低的人飢餓時會表現出冒冷汗、全身顫抖，如發現這些症狀，可判定是否血糖過低。爲防患於未然，則應隨身帶方糖或巧克力等，以緩和冒汗、顫抖症狀。

現代醫學多認爲血糖飯前低，飯後增高，但是我卻看過幾例飯前高、飯後卻低的病例。有一位女生，飯前一五〇，飯後一二〇，爲此我曾請教榮總一位病理科醫師，也無法明確說明什麼原因。最近連續有兩位病人，一位是四十九歲的徐小姐，就是飯前高，飯後低；另一位七十二歲的陳女士也如此，她除血糖高之外，還有高血壓、坐骨神經痛。因爲血糖指數異常，血管異常，輸送到末梢回流問題，造成下肢水腫，來看四診就改善，我們用的處方，除前面三消用藥外，也用到腎氣丸；下肢腫，還用到濟生腎氣丸，也用生脈飲，因爲人參、麥冬降血糖，五味子可生津止渴，再搭配石斛、天花粉，降血糖效果很明顯。

飯前血糖指數高，飯後低的病例，臨床上不多見，怎樣才是正確的治法，並無定論，我是秉持中醫用藥，有所謂雙向作用，太過或不及都可用同一方。

大家都知道，糖尿病患者有三多：吃多、喝多，會口渴，用生脈飲治；尿多，用腎氣丸。糖尿病加高血壓用什麼藥劑，用腎氣丸加生脈飲，尿尿有泡沫就加冬瓜子、萆薢，人參種類很多，中藥使用哪一種，這要看經濟的程度，經濟條件好的用高麗參，經濟條件差的用巴參或西洋參，但是眞正好的野山參，價位還是不便宜。

糖尿病基本上會出現數脈，因爲有熱象，但也有例外，血糖高低的脈象會有變化，血糖偏低的人會冒冷汗，會發抖，因爲燃燒不夠，會出現沉濇的脈。糖尿病引發的便祕、陰虛火旺與皮膚搔癢怎麼改善？地黃、元參、麥冬，叫增液湯，增加腸管的液體，幫助腸子蠕動，就會改善，只要血糖指數調整，皮膚搔癢就會緩解，可以加連翹。因為連翹抗病毒，木樨科植物是很好的抗病毒的藥。

消渴不等於糖尿病

糖尿病是怎樣形成的？往往與許多因素有關，譬如說感冒會導致血糖指數升高，因為外感而引起的血糖指數升高的話，中醫在《傷寒論・陽明篇》裡提到：煩渴，就要用白虎或白虎加人參湯，《金匱要略》也提到「消渴症」，現在很多人都說消渴就等於是糖尿病，事實上這種觀念是錯誤的，因為在《金匱要略》裡面把消渴分為上消、中消、下消，一般稱之為三消症。上消屬肺，患者會很渴，但排尿還算正常；中消屬胃，會出現消穀善飢，意思是說很容易肚子餓；下消屬腎，飲水一斗，小便一斗。

我曾經看過在台北市銀行工作的一位章小姐，每天八點鐘吃早點，九點鐘就肚子餓了；中午十二點吃中飯，下午一點就餓了，午睡都沒睡醒，肚子就餓扁了；六點鐘吃晚餐，七點鐘就肚子餓了，大概一個小時吧。所以當你飯量很驚人的時候，我們就要考量會不會有糖尿病的症狀。我也看過一個患者，二十多歲的鍾姓女孩，一餐可以吃六碗飯，但是她不很胖，像這樣的狀況，就是所謂的「消穀善飢」。

我特別要提一個特殊病例，有個年輕小女生，每天什麼飲料都不喝的，不喝水、不喝茶、也不喝其他的飲料，就喜歡喝可樂，每天至少一大瓶。大家都知道可樂裡面有咖啡因，咖啡因破壞了她的胰島素分泌，導致血糖指數升高，視網膜發生病變，最後眼睛失明，實在令人惋惜！

一般的糖尿病，除了會引起心臟血管病變外，還會導致視網膜發生病變，更嚴重的話會發生視網膜的色素病變，黃斑部的病變，這樣一來就出現另外一種眼科的症狀，結果，才二十幾歲，眼睛就瞎掉了。所以我一直希望，人對任何飲食都不能偏頗，人一次吃好幾碗飯，就是太過，完全沒有食慾不吃，就是不及，太過與不及都是病態。就像這只喝可樂的女孩，我就不懂她爲什麼一定只要喝可樂，還有很多飲料如白開水、茶可替代不是嗎？

也有人很喜歡喝咖啡，咖啡中的咖啡因是天然的東西，不過加在飲料或藥物裡面的咖啡因或成分就是人工合成的，譬如感冒藥裡就有麻醉性質的可待因，會像吃嗎啡一樣上癮，所以會有人吃感冒藥一次要吃八瓶，買感冒藥不是一瓶、兩瓶買，而是一箱一箱的買，想要達到一種麻醉效果；也有人吃感冒藥，兩天體重就增加了十八公斤，因爲它會破壞腎臟功能，影響到水分的代謝，導致水分的囤積，兩天增加十八公斤當然也不稀奇！有人吃了感冒藥之後完全沒有尿，有人吃了會全身水腫，實在很可怕。

我有個病例，是一個來自楊梅的女孩子，從事美容工作，春節期間感冒了就買成藥解決，結果一吃全身水腫。難怪衛生單位不希望一般發燒的人到藥局買成藥，因爲發燒其實是一種身體的警訊，亂服藥物有時掩飾掉發燒現象、或者眞正的病情，這樣子醫護人員就沒辦法掌控。

中消症善用承氣湯系列、甘露飲

中消症在《傷寒論》裡面指出要用承氣湯，承氣湯有大承氣、小承氣、調胃承氣。大承氣比較作用在大腸，小承氣比較作用在小腸，調胃承氣比較適應在胃的部分。根據調胃承氣再變出來就是桃核承氣湯，很多活血化瘀的處方都會用到它，當然也包括心臟血管疾病、腦中風，使用範圍很廣泛。關於月經失調的症狀，也會借助桃核承氣湯，因爲它是一個活血化瘀的方，裡面有桃仁、有桂枝，對心臟血管、腦血管都能發生作用。

承氣湯的療效非常明顯，前述章小姐，我給她調胃承氣湯，服用以後，症狀很快就有改善。但承氣湯有個缺點，因爲含有大黃，有些人對大黃非常敏感，吃了以後會拉肚子，拉肚之前常常肚子會絞痛，尤其大黃如果沒有用酒萃取或用酒炮製的話，常常會引發肚子絞痛，接著就拉肚子。

承氣湯類很有用，當然也因人體質而異，可選用承氣系列的不同方，大承氣、調胃承氣、小承氣各有作用，大承氣比較強烈，再來就是小承氣，較緩和的是調胃承氣，調胃承氣因為有甘草在裡面，所以作用不會那麼強烈。這也顯示，中醫看診因人而異，因個人的體質不同來選用方劑，到目前為止效果可說是很好的！

這些年來我對消穀善飢的中消症，大部分用甘露飲，本來甘露飲是治療牙周病的，因為上牙齦屬足陽明胃經，下牙齦屬手陽明大腸經，牙齦出血就與牙周病有絕對的關係，也包括嘴巴臭，在《張步桃開藥方》（遠流出版公司出版）這本書中我曾提及，有病患自己牙齦出血、嘴巴臭，就去買甘露飲，一吃就很靈光；結果他告訴我：「你肯定不會欺騙我，因為你所提供的這處方，眞的很靈光，眞是造福社會蒼生大衆，功德無量！」

我用甘露飲治中消症，另外加玉竹，玉竹的學名叫萎蕤，但鮮有人知道，玉竹可能較多人知道，它和康乃馨同科。玉竹不寒不燥，可替代人參、黃耆；另外加黃精，黃精吃了以後肚子不會餓。

傳說中有一個女傭，大概在主人家裡不小心犯了過錯，害怕主人懲罰，因此她就逃家啦，逃到深山野外有相當長的時間。主人家當然也不忍心，怕她碰到壞人或野獸，也擔心她沒有能力謀生，所以就派人到處尋找；結果有一天就在深山野外碰到了，這個女傭一看到那麼多人來，想必要把她抓回去，所以就拚命跑，一溜煙就爬到樹上，比猴子的動作還敏捷，後來總算找到了！問她：「這些日子都幹什麼啊，怎麼維生啊？」她說：「我吃一種草根，就不餓啊，一直維持健康。」這植物就是黃精。

女傭發現山裡所有植物中，黃精的味道最好，很甜。黃精和熟地黃長得很像，黑黑的、塊狀的，我曾經單用這一味藥，每天吃它個四兩，因爲很便宜，一斤大概只有幾十塊錢，每天吃四兩，會有飽足感，不會肚子餓，也不會嘴饞，不會想一直吃東西。現代人看電視的時候，總有人喜歡一邊吃餅干、吃高熱量的食物，又懶得動，所以不胖也難！我加了玉竹、黃精，患者餓的感覺減少了，一方面可以治療消穀善飢，一方面又可以達到減輕體重的效果。

下消比較接近糖尿病

傳統醫學中的「下消」比較接近現代所謂的糖尿病，可是很多人，不管寫文章也好、演講也好，都喜歡用等號，講三消等於糖尿病，這種觀念不是完全正確；它可以與糖尿病扯上一點關係，但是不能用等號。這就像《內經》講的「天癸」一樣，很多人寫文章或演講說天癸就是月經，這種觀念也是大錯特錯，女生以七爲週期，二、七天癸至，說二七十四歲，月經就要出現了，因爲荷爾蒙分泌成熟了，七、七天癸絕，七七四十九歲，是一般女姓生理週期結束的年齡，也就是所謂進入更年期的症候群，所以女生講天癸是月經倒無可厚非。可是在〈上古天眞論〉第一章裡，說男人以八爲週期，二、八天癸至，所以理論上二八十六歲，男性荷爾蒙分泌成熟，要結婚的話，十六歲是最低的結婚年齡；那當然早期有的十二、三歲就結婚的，事實上他的性荷爾蒙還沒有成熟，那你可以說二八天癸至男性月經就來了嗎？豈不是很荒謬！所以所謂天癸，應該是指男、女性的性荷爾蒙，因爲男生也有更年期，男性的更年期是八八六十四歲，女生是七七四十九歲。

◎心腎不交用交泰丸

回到下消。一般下消屬腎，但是中醫所謂的腎與心，不是單純的指解剖學上的心臟和腎臟，譬如說睡眠障礙中有一個症狀叫做心腎不交，這裡的心、腎都是指大腦；睡不著覺與心臟有什麼關係？睡不著覺是和大腦有關係！所以很多病患問：「我是不是腦神經衰弱？」我會說這個名詞是西醫名詞，中醫沒有腦神經衰弱這名詞，腦神經要怎麼衰弱？中醫叫做心腎不交，因爲心和腎會在大腦中樞進行交通，心腎不交就會引發睡眠障礙。老祖宗創制了一個名詞叫做「坎離」，坎就是水，離就是火，坎就是腎，離就是心；心屬火，在八卦裡屬離，腎屬水，在八卦裡就叫做坎；但是治療用的藥，不叫坎離丸或坎離丹，叫做交泰丸，「交泰」出自於八卦，因爲前面一卦是否卦。

在《傷寒論》裡面有五個痞鞭症，有大黃黃連瀉心湯症，有附子瀉心湯症，有甘草瀉心湯症，有半夏瀉心湯症，最後有生薑瀉心湯症，它所治療的就是痞鞭症；因爲前面一卦是否卦，肯定就會有所謂的絕處逢生，有所謂「山窮水盡疑無路，柳暗花明又一村」，所以說「否極泰來」，也就是泰卦，所以人不用氣餒、不要灰心，也不要覺得人生是絕望的，因爲往往危機就是轉機。

我用黃連和肉桂來治，黃連入心，肉桂入腎，讓它們能夠在大腦皮質來進行交通，所以我們稱之爲交泰丸。

黃連入心屬火，肉桂入腎屬水，水火既濟就是心腎相交，也就否極泰來，睡眠就改善了！不過，這樣是不是眞的都有效？似乎也未必！蘆洲衛生所有一位護士，嚴重睡眠障礙，我給她吃了交泰丸，效果似乎不是很理想！

◎善用腎氣丸

下消屬腎，所以患者排尿次數多、尿量也多。

下消症狀比較容易出現在年紀大的人身上，有些老太太、老先生冬天一個晚上要起來七、八次，睡性好些的倒也罷了，有人睡性很差就很糟糕，輾轉反側，眼睜睜地看著屋頂、天花板到天明，實在痛苦不堪！由於水分從體內代謝出去愈多，相對的，因爲它走前陰，前陰就是泌尿道，相對的後陰也就是大便道，大便就會比較乾、比較硬，再加上年紀大了，腸子比較無力，這樣子就引起年紀大的人的氣祕，就是腸子蠕動阻礙了，引起老人的氣祕；再加上糖尿病引發的腦血管中風，那就引起所謂的風祕。

也因爲下消屬腎，用藥方面使用腎氣丸的機會就比較多。腎氣丸就是桂附八味，能夠改善老年型糖尿病，吃了以後尿的次數減少。當然我們處理糖尿病，在腎氣丸、六味地黃裡面，有山藥是補脾的，山藥有一百多種營養，已經確定證實可以降血糖。

降血糖簡易方

很多食物可以降血糖，也有很多簡易的方子降血糖。

所有葫蘆科植物，像西瓜、冬瓜、絲瓜、葫蘆等都有類似作用，尤其是苦瓜。苦瓜在結小苦瓜的時候，農民就把它套在寶特瓶裡面，這樣子第一不受汙染，第二不會被蜜蜂或粉蝶螫，然後就讓苦瓜一直長，長到充滿寶特瓶以後，再採收。因爲是乾淨無汙染的，對上米酒或米酒頭，泡出來就叫做苦瓜酒。苦瓜酒也好、苦瓜湯也好、苦瓜涼拌也好、苦瓜紅燒也好，肯定都可以降低血糖。另外，不加糖的豆漿也都有降血糖的作用。

葫蘆科植物裡面有一味叫做天花粉，學名叫做括蔞根，裡面最重的成分是澱粉類，一般我們降血糖用蘭科的石斛，有三種蘭科植物，都有神奇效果：一個是白芨，對整個內臟組織或者器官的修復作用很有效，胃潰瘍、十二指腸潰瘍、胃穿孔，在處方裡面加白芨進去，就有修復作用，因爲白芨是所有藥物裡面黏著性最強的。再來就是石斛，它可以降血糖，對男性的強壯也有很好作用。還有就是天麻，它有抗衰老作用。這三種植物都有膠質，把石斛放在嘴巴裡一直嚼，會有黏黏的黏液出現。

甘露飲也有降血糖的作用，還有生脈飲，其中有人參、麥冬、五味子，當然也可以用元參，元參入腎，能夠補腎水，就能消除口渴作用；麥冬入肺，所以有時候不用元參改用沙參也行，可以養肺滋陰；五味子本身是酸的，酸的東西可生津止渴；山茱萸也是酸的，外觀和葡萄乾很像。

我用沙參、麥冬、五味子或元參、麥冬、五味子，當然也可以用粉光參，也可以用高麗參，都沒有關係！因爲中醫一方面也看症狀，另一方面也看經濟能力，因爲高麗參比較貴，粉光參比較便宜，一般用黨參、元參、沙參又更便宜了。沙參入肺養肺陰，因爲上消屬肺，所以用沙參麥冬湯，其實對於某一些的SARS症狀也能發生作用！

《醫方集解》裡有一個「消渴方」，裡面含有黃連，事實上六味地黃的地黃本身也可以降血糖，因爲地黃裡面含有很豐富的多醣體成分。元參與地黃同科，也都有降血糖的效果。

糖尿病與飲食高度相關

糖尿病第一與遺傳有關，第二與飲食有關。美國大兵在越戰時期，都只吃些高脂肪食物，要不然就是牛排啦，三分熟、五分熟的，都是高熱量、高營養價值的。所以一百個越戰美國大兵，大概有一半以上有血糖指數偏高的現象，一旦發生緊急狀況，當然就送醫院急診，第一先要驗血，然後幾乎所有送醫的傷患都會打點滴，點滴通常有兩種，一是生理鹽水，補充水分，另外就是葡萄糖，可是如果是血糖指數偏高的人，葡萄糖一打進去就休克，血糖指數就飆起來了。所以當年那些美國大兵的手腕或脖子，會刻上名字、血型、還有血糖狀況，這樣的話，看急診時一看到有糖尿病之虞的，就不能打葡萄糖！可見飲食非常非常重要。

老祖宗其實很早就發現「膏粱厚味」，意思就是飲食特別講究，吃得太好了，導致胰臟胰液分泌增加，使胰島素分泌失調，最後就出現糖尿病。我自己本身有家族性糖尿病的遺傳，我父親是非常嚴重的糖尿病患者，我大姐、二姐、大哥全都是糖尿病，尤其是大姐、二姐，她們目前視網膜已經嚴重病變，眼睛幾乎看不見了，而我自己本身對飲食的掌控就非常非常嚴苛，四十多年來沒吃過月餅，沒有吃過泡麵，不吃龍眼、荔枝。甜食一定要儘量掌控，澱粉類的東西，因爲會轉化爲醣類，如果無法消化、燃燒的就沉澱、囤積，久而久之，當然就引發胰島素分泌失調的現象。

我們的健保電腦分類統計，糖尿病二〇〇二年五三二人次、〇三年四四九人次，可知糖尿病已成現代文明病。這些現象肯定與飲食有關。我本身就是家族遺傳，十幾年前曾經在三總檢查，但至今我未再檢查。這是因爲我認爲即使檢查異常，如不忌口又有何用？

家父生前罹患糖尿病，頸椎曾長毛囊炎，住院八十天，並從大腿切皮移植頸部，但後來又未忌口，家母幫他沖泡無糖牛奶，他卻偷放方糖，身故後，我們幫他清理抽屜，才發現內有很多藥罐中裝了糖，且生前他在安樂路一藥房幫人看病，據說常買香蕉或含高糖份的沙士，這些都因未能忌口，造成病情不易控制。經國先生生前也有很多民間朋友，爲搏感情，到葡萄園摘了葡萄就吃，在路邊攤口味對的就吃，也不管對糖尿病是否惡化，也是不忌口。

我在馬祖西莒服役時，中秋老總統犒賞月餅，當時我沒吃，暫放公文櫃，結果忘了，過了很久，翻公文找到月餅，竟然沒壞，我肯定內含高劑量防腐劑，所以自那時起，我就不吃月餅。曾有一位朋友從香港帶一個四百元的月餅送我，我也不吃。其他如糖分高的芒果、龍眼、荔枝、香蕉也不吃。有宜蘭來的一位王麗惠小姐，血糖四百，可是能一口氣吃六斤龍眼，不控制口慾，治癒率就低。所以我對飲食控制嚴謹。米飯除每週二、六中和門診晚間與高齡九十一歲的家母用餐，爲免家母擔心，不吃飯而勉強吃半碗。所有澱粉類會轉換成醣類，影響胰島素的代謝，糖尿病的人都比較消瘦，就是這個道理。

飲食控制非常重要

家族遺傳無可奈何，飲食部分就一定要自己控制。不要喝可樂喝到變成糖尿病，眼睛瞎掉；不要過度的勞累、過度情緒變化，造成胰島素分泌的失調；還有就是生病，很多病會導致血糖指數升高，尤其病情嚴重惡化的時候，胰島素的分泌馬上失調。總之，血糖指數本身並不可怕，可怕的是所帶來的併發症，從大腦開始併發腦血管的病變，因爲糖尿病而出現的腦中風的病例，比例相當高；引發心臟病變也是一樣；再來就是截肢。

中醫看診不會只單純處理腳的問題，一定會兼顧血糖問題，如果出現壞疽病，最理想的處方就是當歸四逆湯。壞疽病又叫做脫疽病，末梢組織整個都變黑，因爲血液不能夠供應到末梢組織，所以局部末梢組織就壞死。從腦血管，到心臟血管，到運動神經，還有就是皮膚病；在《金匱要略》講到，糖尿病如果不能好的話，很容易引起癰疽，包括腫瘤病在裡面！所以一定要兼顧，治療皮膚病就一定要兼顧血糖，血糖控制好了，皮膚病就好得快。

10 腫瘤病及日常療養

◎【醫案】頸動脈瘤、頸部淋巴腫

病歷號碼：57055

姓名：吳□□　一九九二・○四・○九生

初診：二○○○・一○・一九

主訴：左頸部有淋巴腫瘤一○・六公分

患者年僅九歲，在頸部動脈血管旁就長了一○・六公分的淋巴腫瘤，經某大醫院診斷，必須立即切除化療。

初診時，父母親緊張焦慮，我給予小柴胡湯、天花粉、浙貝母、荷葉、桔梗治療。頸部是屬少陽經，故以小柴胡湯爲主方，加元參、牡蠣軟堅，天花粉、浙貝散結，荷葉化瘀；桔梗是載藥上行。

十月二十六日二診，荷葉改夏枯草，夏枯草在藥物學中有消瘰癧之故。

十一月十六日三診，腫瘤已逐漸軟化、消散，故調整處方，用小柴胡湯、眞人活命飲，加青蒿、元參、牡蠣、荷葉、夏枯草。眞人活命飲又稱仙方活命飲，是薛立齋先生所制定的方劑，用治癰疽，即腫瘤。青蒿屬菊科，我們也介紹過，它有芳香悅脾功效，也是治肺結核的藥，方劑有青蒿鱉甲湯，當時的中醫樂於使用。中國中醫研究院從青蒿提煉青蒿素，取代常山、奎寧治瘧，另外它作用在少陽，對有些不明原因發燒，也有很好療效。

四診時，淋巴腫就逐漸消散。經過連續八週服用中藥，腫瘤漸消，第十週就完全康復，回醫院檢查，還以爲腫瘤是自然好的。

提到這個病案，我們忍不住覺得納悶無奈，因爲病人明明服我們的中藥痊癒，卻不敢向西醫講，甚至有人還要在醫院偷偷吃中藥。所以我還在中醫藥委員會擔任執行祕書的時候，就有一個理念，希望在各醫院增設中醫部門，結合治療，因爲要像高雄市單獨成立中醫院談何容易？當年台北市政府曾在關渡地區徵收一筆土地，準備蓋中醫專門醫院，但一年拖過一年，政府在預算法規定下，只保留五年，結果這構想變成泡影，只好將和平醫院中醫部再升格爲台北市立中醫院，算是給台北市面子。

我當時就是擔心專設醫院曠日費時，夜長夢多，所以不如在各醫院設立中醫部。到目前只有台大系統始終認爲中醫不科學，而未設中醫部，其他如三軍總院、榮民總院都已陸續成立，這些雖是後話，但政府或民間醫療機構能屏除本位主義，則可節省大量財力成本，相得益彰，病人也可獲得較妥善的醫療選擇。

吳小朋友在耐心服藥下，總算度過生命中的劫難。這裡我要再叮嚀，淋巴腫瘤患者不可晚睡，或吃油炸物。

十大死亡疾病之首

從一九八三年到現在，每一年的衛生統計年報，國內十大死亡最主要的疾病種類，腫瘤病都占第一名。腫瘤病因爲種類很多，從頭到腳，每一個部位都可能形成腫瘤，所以在統計上始終高居第一位。

如果把男女腫瘤做一個區分，男性每一年死於肝癌的比率都是第一，這就顯示國人的飲食文化，很值得思考與探討。男人眞命苦，每天都這樣勞勞累累的，因爲肝最怕疲勞，一疲勞，罹患肝病的機率就比較高。早在兩千年前，《黃帝內經・素問》第八章就講「肝爲罷極之本」，意謂過度的勞累，最後受到傷害的就是肝臟。所以我一直呼籲大家在子時以前就要休息，而且不要過度疲勞，現代醫學有「過勞死」這個名詞，太過勞累折舊率當然就高。

女性的十大死亡原因竟然肺癌是第一名，簡直不可思議，這與我們的廚房有關係。我在很多地方呼籲，從今開始所有的女性不要再走進廚房，因爲廚房是非常不可愛的地方，因爲抽油煙機能吸掉的油煙有限，大部分都從你的鼻腔吸進去，留在你的肺葉當紀念品。所以到今天爲止，肺癌有兩年都是女士死亡率的第一名，這與我們的飲食文化有很大的關係，大家喜歡吃煎的、炸的，那些油煙全部吸到媽媽的胸腔裡。

很多人以爲古代沒有癌症，這是不正確的，早在《黃帝內經》時代就有很多記載。《黃帝內經》有兩部分：一叫靈樞，一爲素問，〈靈樞篇〉的最後一章叫〈癰疽篇〉，癰疽就是腫瘤病，但是還要分陰陽，癰是陽症，疽是陰症。這篇文章是敘述長在不同的地方有不同的疾病名稱：癰會紅腫熱痛，疽是不紅不腫不熱，可是會痛。陽症來勢洶洶，發展得很快，一般人看到這種就很害怕；其實錯了，來勢洶洶的都比較好處理，不紅不腫不熱可是會痛的陰症，反而更難纏。

有位流動攤販賣衣服的呂先生，二十年前大概因爲感冒，喉嚨痛不舒服，結果誤治，導致全身腫脹，皮膚像蝦子燙熟的顏色，腫到像大象一樣，我用荆防敗毒散加連翹、蟬蛻、金銀花這類消炎解毒清熱的藥，三天之後，腫脹即消。本來在背部脊椎大杼的地方長了一個像皮球那麼大的破洞，三、四年都不會癒合，不會結痂，等他全身的腫脹消掉以後，傷口就癒合了，所以他到處去宣傳。

除了癰疽，還有積聚。積與聚，一個會動，一個不會動。積是不動的，病情就比較嚴重；聚是會動的，遊走性的。另外有癥瘕，癥就是眞的，長在固定部位不動的就叫癥，也就是積；另一個瘕是假的，會跑來跑去的。還有痃癖，女性的腫瘤，譬如子宮內膜異位、子宮肌瘤，又有腸覃與石瘕，都是女性的腫瘤，這些名詞只限定在女性尤其是婦科的部分。

癌症與生活、個性有關

人吃五穀雜糧，難免會生病，尤其是生理的因素。鬱鬱寡歡、常常壓抑、喜歡生氣、尤其是生悶氣的人，罹患腫瘤病的機會特別多，所以不是現代人才會罹患腫瘤，從古至今，不勝枚舉。發病的原因，像傷風感冒這是外來的因素，演變成內臟組織產生腫瘤，大部分和喜、怒、憂、思、悲、恐、驚這些情緒變化特別有關，所以放寬心胸、放鬆心情，對腫瘤都會有一定的幫助。

除此之外，與飲食習慣也有很大的關連。現在很多小朋友吃冰冷的東西，我到現在為止看許多長腦瘤的年輕人，有個姓戴的，已經開過四次腦瘤，而且在一年內開了兩次。另外有個國中二年級的小男生，個子很高，大概一百八十幾公分，很喜歡打球，大家知道，幾乎沒有一個例外，打完球一定喝冰冷飲，有一天他來，說右手右腳沒有力，我就叫媽媽帶他去做電腦斷層掃瞄、核磁共振，第一次沒照出來，隔一陣子再照，果然腦部有長東西，才國中二年級。

這狀況到底要不要開刀？開刀的話，坦白說，到現在爲止，很少開好的，沒有一個預後狀況良好。以孫運璿先生爲例，有醫療群照顧，到現在爲止，舌頭還是僵硬，行動還是不便。我在某大醫院看過數例，年紀都很輕，所有開過腦的，平衡感都有問題，一定會暈眩，暈眩就會想吐，運動神經也不是復原得很好。

開過刀後腦細胞會異常放電而出現癲癇，我就用柴胡龍骨牡蠣湯，加鉤藤鉤、天麻、秦艽、殭蠶、蟬蛻，因爲柴胡龍骨牡蠣湯裡有生薑、半夏，是治療嘔吐必用的藥物。有時用眞武湯，眞武湯裡也有生薑，眞武湯裡的附子有強心作用。不然就用半夏天麻白朮湯，這個方子裡有半夏和乾薑，對暈眩所產生的嘔吐有相當好的治療效果。這幾個方子，肯定都會作用到大腦。到現在爲止，這幾個病例反應都非常好。

我記得還有一個中正國中的小男生，本來媽媽已經安排要幫他開腦了，結果在放暑假前的一個月來找我看。因爲他吃類固醇，所以頭脹得很大，引發水腦症，壓迫到視神經，所以視力有問題。我用柴胡龍牡湯、眞武湯加活血化瘀的藥，最主要的是加荷葉、升麻、蒼朮，由這三味藥組合的方叫做清震湯，對水腦非常有效。

還有一位小男生，現在應該已經滿兩歲了，從出生到十個月大就開了十三次刀，從這家到那家，開完大腦後，壓迫到視神經，眼睛就看不見，壓迫到聽覺神經後，聽力就受到影響，出現水腦後就接引流管，還好沒有引發腦膜炎。人的四個腦室是互通的，幾百億的腦細胞，每一個都不能發生錯亂，一發生錯亂就天下大亂，和網際網路一樣。他本來四個腦室都不通，後來醫院發現竟然兩個腦室通了，覺得不可思議。我也是用柴胡龍牡湯和清震湯。

這些年來看過的腦瘤病患累積下來大概也有數十例，反應都非常好。怎麼確定是不是長腦瘤：第一，常常頭痛，痛到像錐子鑽動的刺痛；第二，痛到眼睛會經常模糊甚至失明，痛到會嘔吐。所以嘔吐的現象幾乎一定有，假定你周遭的親戚朋友有頭痛到這種程度的，你可以建議他到醫院做斷層，或許能夠早一點發現，早一點開刀，儘管開刀到現在為止成功的很少。

腦瘤病患愈來愈多，我發現可能和飲食習慣有關係，現代人不管男女，只要是新新人類，劇烈運動後一定喝冰冷飲，要知道，劇烈運動後血管肌肉神經是擴張的，喝了冰冷飲後就收縮，一擴張一收縮間，有的人就出血了，快速出血的話，可能一下子就昏迷過去，慢慢出血的話，就沉澱在腦部，累積後就成了腫瘤。

另外就是吃速食，炸雞塊是全天下最爛的食物，現在的雞是用荷爾蒙養的，你要知道，雞在晚上是看不見的，叫夜盲，你看現在的養雞場，二十四小時都開著燈，為什麼？讓雞二十四小時都醒著，隨時吃，所以四十天就養成一隻雞，賣給速食店時，荷爾蒙都還在裡面，吃到小孩子的肚子裡，就刺激腦下垂體，影響腦下垂體分泌異常。我已經看過五、六個，腦下垂體長瘤的，沒有懷孕，竟然每天都有奶水，如果是女性很可能變成乳癌，非常可怕。

人的五官掌管所有知覺，讓人看見顏色景致，讓人聽見聲音，讓人聞到味道，讓人嘗盡酸甜苦辣，眼、耳、鼻、喉、口腔等，是人們的感受器官，也是與外界接軌的重要管道，自然是現代人很常出毛病的部位。中醫的眼科我們在上本書已有詳細說明（請參見《張步桃開藥方》），現在就其他部位來談。

鼻咽癌

中國人喜歡吃燻、烤、炸、醃漬的食物，導致癌症病變的機會特別多。其實熱帶、亞熱帶地區，幾乎都脫離不了溼、熱症狀，喜吃冰品是很重要的影響因素。從飲食看，要確實調節飲食，避免吃煙燻的臘肉、香腸之類等，才能減少罹患癌症的機率。

台灣鼻咽癌病患多，最重要的當然因爲抽煙，抽煙的人到最後一定會肺氣腫，肺氣腫的最後下場就會演變成呼吸困難或氣喘，最後演變成氣切，需要補充氧氣，所以能不抽煙最好別抽煙。奇怪的是，很多年輕人爲了表現已經長大了，就學抽煙以表現成熟；有些人爲了寂寞無法排遣，有些人爲了追求時尚流行，總是有很多的抽煙原因；而且不僅男性，有愈來愈多女性也抽煙，實在不是個好現象。

西醫治療鼻咽癌的方法，就是開刀、化療、放療。我有個最成功的病例，目前還在台南師範大學教書，是文化大學地理研究所的李博士，早期是在花蓮師專，後來轉到台南師院，是非常成功的一個病例。

之所以會痊癒，或許與個人的情緒壓力有關係，他在花蓮師專教書的時候，一方面在文化修博士，工作勞累、壓力很大，在花蓮師專的職位升遷又受到排擠，後來他毛遂自薦去台南師院，校長同意了，他的情緒也平穩了。所以我說，一個人的情緒往往會救他一命。可以講是這個校長治好他的鼻咽癌，校長不是醫師，只不過讓他的工作環境獲得改善，又可以就近與家人相處，因爲他太太在台南女中教書，孩子也在台南，他最後工作有著落，博士也拿到了，一家團圓，職位升遷，全部都解決了，這比吃任何藥物都要來得靈光。

通常我治療鼻咽癌，都是用補正驅邪的方式，也就是加強病患的抵抗力，讓他自己有足夠的能力對抗癌細胞，這才是最根本的一種治療。化療、放療都不是辦法，一般鼻咽癌有人會鼻塞、鼻子過敏、鼻黏膜紅血絲、有灼熱感、有痛感，最嚴重的話就有惡臭感；最後，有的是鼻子完全不能呼吸、不通氣。有症狀，中醫就針對症狀治療，見症治症。

鼻咽癌、肺癌我用清燥救肺湯。這藥方裡有些高營養的東西：黑芝麻可以滋潤，補充植物性蛋白質和脂肪；桑葉供應纖維質；阿膠有非常好的動物性膠原蛋白在裡面，就像油漆、水泥一樣，可以修補裂痕，對組織的破損有修護作用。

喉癌

鼻咽癌往往會與喉頭癌一起，我看過一位板橋楊太太，罹患喉頭癌，作過化療、放療後，整整五年時間，喉頭每一分每一秒像被火燃燒的感覺。她有好幾個兒女，每一個都很孝順，楊太太告訴我，如果不是看在兒女孝順的份上，她每一分每一秒都想要結束自己的生命。她說：「鼻咽癌不會死人，可是比死還要痛苦。」我作個比喻，拿支火柴或打火機，點燃了，對著你的手或任何局部組織也好，只要一分鐘，你肯定就受不了，如果要承受一千多個日子，每一分每一秒都像火在燃燒的那種感覺，那是很痛苦的，簡直是人間煉獄。

我開的藥方是甘露飲、清燥救肺湯，吃了以後，火燒的灼熱感與痛感就消失了。經過西醫處理後，往往破壞黏膜組織，才出現灼熱感、痛感、燃燒的感覺。既然黏膜組織被破壞了，中醫的療法就是加個保護膜，用些滋陰養陰的藥，所以選擇甘露飲。

口腔癌

現在口腔癌的病患很多，口腔癌患者最後連嘴都張不開，也不能咀嚼。口腔癌通常經西醫治療後，整個黏膜組織被破壞，分泌減少，所以又乾又痛，整個口腔幾乎不能張合。所以一方面我們修護，用如甘露飲之類的藥，一方面我們鬆弛，就用鉤籐、秦艽、葛根等，整個口腔病變就改善了。

口腔潰爛的原因很多，最常見的就是睡眠障礙，當然外感也會。睡眠障礙原因在於晚上屬陰，愈睡不好就愈消耗人體的營養物質和水分，出現潰爛的機會就特別多。感冒的話，容易發燒、喉嚨痛、口腔潰爛、舌頭破等。有些人還會便祕，那是因爲體內廢物沒辦法代謝出去，毒素就一定會找身體有孔竅的地方堆積。既然後陰不通，就往上面七個孔竅發展，在臉上顯現很多痘痘；在鼻腔就可能會有灼熱感，甚至鼻孔會痛；到耳朶就可能引起內耳或中耳發炎；在眼睛就可能出現角膜炎和結膜炎，嚴重的話甚至有虹彩炎；在口腔就出現口腔炎、舌頭破等這些病變了。

口腔潰爛與飲食當然有絕對關係，喜歡吃膏粱厚味像麻辣火鍋、羊肉爐、薑母鴨等，裡面都有些比較燥熱的材料。另外，現在很多食物烤、炸、烘、焙，如炒花生、炸花生、炸鷄塊、炸薯條、餅乾等，這些食物本身燥熱，會使口腔黏膜的水分被吸收掉，如果你本身黏膜組織又比較脆弱，就更容易破。有些水果也有危險性，到夏天，龍眼、荔枝、榴槤等，有人吃了就很容易口腔潰爛，甚至於流鼻血。

現代醫學對口腔潰爛有另外的看法。西醫認為可能是缺乏維他命C或E所導致，所以醫師就喜歡提供維他命C，不過如果這方法有效的話，我也不會有那樣多這方面的病患了吧！

有位芮太太，整個口腔病變歷史大概有五十年，始終好不了，看遍中西醫，最後找到我。我用甘露飲加味。甘露飲不僅僅對口腔潰爛有效，對口腔炎，甚至口腔癌，也可以用這個處方處理。

芮太太還要面對口臭問題，因為胃不和則口臭，現在口臭的人愈來愈多，睡眠障礙當然是口臭的一個因素。牙周病也會導致口臭，一般刷牙時，如果牙齦會出血，咬合咀嚼東西時，不管碰到冷、熱、酸、刺激的東西，牙齦會出現痛感，這些都是牙周病的症狀；嚼檳榔也會口臭。

口臭、口腔炎、舌頭病變，都可用甘露飲處理。舌頭、口腔、嘴唇等，在中醫觀點裡認為舌與心有關係，口腔、嘴唇與脾有關係。我有兩個從南非的約翰尼斯堡回來看病的患者，一位姓林，一位姓黃，他們因為舌頭會痲、會腫、會脹、會痛，找不到原因，也治不好，原先計畫到英國皇家醫院就診，準備做組織切片，想知道到底問題出在哪裡？後來不知道從哪裡得到資訊，就專程回來找我。我開藥之後，吃到第二天，舌頭的麻、腫、脹、痛就緩減了，第二診的時候我問她要不要提早回南非，她說幹嘛呢，我都已經請假一個月了，順便回台灣探親嘛，然後休息休息。我怎麼治療？還是以甘露飲做基礎。

一般口腔的毛病，大概都和心、脾有關係，因爲脾胃開竅在口腔、口唇，心開竅在舌頭。西醫治療鼻咽癌或口腔癌，要把牙齒全部拿掉，我覺得很殘忍，還不確定是否能把癌症治好，就先拿掉整個牙齒，你叫他將來怎麼辦？至於化療，用意在於怕擴散、怕轉移，但是有那麼乖的癌細胞，會乖乖讓人化療來消滅它嗎？所以術後我用補正驅邪的方式，讓正常的T細胞能夠對抗癌細胞，這樣才是一個正常的治療方法。

有位張先生是口腔癌，來我這吃了兩次藥後，第三次來看診告訴我，他覺得效果太慢，我覺得眞是太不公平！你看了多久西醫，身體被傷害多久？我要做的是建設、復健工程，蓋棟房子也要三年吧，我不要求你看三年，三個月應該公道吧？才看了三個星期就要求立竿見影，怎麼可能！

還有一位鄭先生，我叫他不要再去醫院看了，他怕萬一醫師不理他怎麼辦？於是又乖乖去做第六次化療，本來頭髮都掉光了，嘴巴都張不開，我幫他修護到氣色很好，本來滿頭白髮，後來長出的是黑髮，但是他還是堅持再做化療，一做下去就手臂腫脹，我好不容易建設好，又被破壞，而且第二次破壞比第一次威力更強，後來我也不知道該怎麼處理。

食道癌

食道癌絕對與飲食有關係，吃得太精緻未必是好現象，這會讓食道不做工。以前人吃得很單純，五十年前是沒有什麼東西可以吃的，自從泡麵出現後，不得了了，如雨後春筍，品類之多、花樣之繁。可是泡麵對健康並不好，我到現在一口沒吃過，我寧可餓死也不會吃的。

有一回我去英國旅行，同團二十四個人，有人帶一整箱泡麵出門。你知道，到英國作深度旅遊，只有倫敦才有中國料理、中華料理店，你才吃得到中餐，其他的地方都是當地的餐飲。比方說到蘇格蘭，只有風味餐，風味餐就是吃當地的伙食，什麼東西都沒得吃。所以我在那邊體重就差不多降了五公斤，雞腿我不吃、牛排我不吃、豬排我不吃、魚排我不吃。英國人是以馬鈴薯爲主食，沒有一餐沒有馬鈴薯，偏偏馬鈴薯我也不吃，那也就罷了，連紅蘿蔔我也不吃，所以很慘。大概有大黃瓜的話，我就吃一點大黃瓜，有麵我就吃一點麵，每天都是在半飢餓狀態中勉強度日。

我要說的是，人們吃了泡麵以後，胃癌患者多了，食道癌患者也多了。食物的添加物、防腐劑、色素、人工甘味等，對食道也有害，像冬天的火鍋，尤其是麻辣火鍋，溫度太高，一入口直接接觸的就是食道，所以飲食習慣也是很重要的一環。冬天吃滾燙的東西是很過癮，吃了全身暖和，不會冷了，但是造成的一些傷害，可能讓食道黏膜受到損傷，久而久之，當然就像我們曾經看過的，吃了這些麻辣火鍋、薑母鴨、羊肉爐，結果造成聲音沙啞。更麻煩的是，吃火鍋時人們還喜歡配冰啤酒、冰冷飲，冷熱交至且不合，就造成消化道器官黏膜組織受到傷害，時間久了，累積下來就變成鼻咽癌、食道癌的病變了。

出現這些現象，我比較常用的一個處方是旋覆花代赭石湯，對於食道癌、胃癌都有相當的作用，順天堂製藥廠的產品，有一種叫做樂適舒（W.T.T.C.），對食道癌、胃癌、腸癌，也有相當的作用。

《冷廬醫話》的作者清朝陸定圃先生，又叫陸以湉，在書裡針對喉頭病變——也就是食道癌——有一個方，叫做啓膈散，他同時也提到一種藥材——鵝血，因爲禽類中，鵝的脖子最長，那麼長的脖子，你有沒有看過哪一隻鵝有食道癌？而且你知道牠吃的那些食物，都是些米糠，米糠還好哦，牠吃那個稻米稻穀的殼，把它磨出來的稻外殼。稻殼一般人都把它當作燃燒的材料，當作堆肥的材料，結果我們在鄉下爲了節省飼料，就拿來拌地瓜、米飯，給那些鷄鴨鵝吃，鵝吃的時候吞嚥很困難，可是你也沒有找到一隻鵝是食道癌的，有意思吧！這方法叫做「取類比象」，當你殺鵝時，趁熱把鵝血喝下去，相傳可以治療食道癌，確實值得一試。

皮膚癌

其實，我們最常接觸也最常看到的癌症患者，是皮膚癌病患。皮膚癌與大自然環境有關係，台灣的環保起步比較晚，而且公權力不彰。前美國總統雷根先生也是皮膚癌患者，他的皮膚上面長了類似瘜肉的東西，西醫就透過雷射、外科手術治療，但我覺得皮膚癌和內在器官也有關，如果要歸納，是歸在呼吸系統的範圍，也就是所謂的肺。肺主皮毛，生活方面飲食清淡是最主要的預防之道，有一些藥如甘草、金銀花，對於緩解體內毒素作用很明顯，桔梗、北沙參、白木耳、百合這一類對肺都非常有作用，譬如說清燥救肺湯、痳杏甘石湯、瀉白散等方劑，都作用在呼吸系統。

空氣汙染，人們透過呼吸管道，透過皮膚接觸，容易罹患皮膚病變，所以大環境的改善才是徹底治療皮膚病的不二法門。再來才是加強呼吸系統功能，達到預防效果。

皮膚是這樣，鼻子也是一樣，以全世界來講，中國人的鼻病也像是肝病一樣，可以說是國病，大環境汙染也是鼻病最主要的因素，其實鼻子的病變與皮膚的病變屬同一系統。

胃癌

台灣胃癌的病患也很多，緊張、壓力，共同的原因都差不多，你胃液分泌是呈強酸反應，胃的疾病太多了，幽門螺旋桿菌感染、胃發炎、胃潰瘍、胃穿孔、胃出血，最終的發展就成胃癌。如果之前沒有處理得當，開刀以後的發展都很不樂觀。

已經確定是癌，然後經過外科切割，我們發現預後不良，我兩個長輩都是胃癌，開刀以後沒有多久就往生了，一個是我大伯，一個是我最小的叔叔，我老爹五個兄弟，兩個就是死於胃癌的，大的、小的，我老爹是老三，他是糖尿病，我二伯呢？應該是自然老化的。

我大伯和小叔，手術完了，反而加速他們的生命結束，其實我們給他修復，可以用樂適舒，這處方聽說是日本人開發的，最主要的一味藥就是薏仁，薏仁可以止痛、消腫、去痹，包括盲腸炎在內，我們有一個方，叫做薏附子敗醬湯，就有這樣的功效。薏仁黏黏的，因爲有澱粉，是一種很好修補的藥，有些食物像黑木耳、白木耳，尤其是黑木耳，泡個了三天以後，整個就軟掉了，然後用小火慢慢燉，燉得像膠一樣，那個膠就像我們的油漆一樣，你的牆壁有了裂痕，我們用油漆給他粉刷，那個裂痕就不見了，你的胃有潰瘍、穿孔、出血，就用這種有膠質的東西修補。所以黑木耳的臨床報告上，有人吃一吃他就不出血了。當然也包括荸薺，我們有一個病患大便出血，吃了荸薺以後就止住了。病患吃了樂適舒，痛感就減少，症狀就慢慢改善了。

胃癌不開刀可以慢慢處理，因爲有瘜肉，也會痛，會有灼熱感，大便不正常，大便如羊屎，一粒一粒的，容易腹脹、噯氣，有時候會有痛感，泛酸，造成食道逆流，食物進不去。噎與嗝是不一樣的，噎就是食道癌，嗝就是胃癌。我們是見症治症，症狀排除了，病不就好了嗎？

我有一個病患卓女士住在台中梧棲，她的腸胃病在某醫藥學院的西醫一直看不好，還去掛急診，找系主任，每一個星期就這樣台中港跑醫藥學院，整整跑了兩年沒什麼用，後來找我看沒幾個星期就完全好了。基本上我都是用修補的藥，如用四君子湯、五味異功散、六君子湯、七味白朮散、香砂六君子湯、參苓白朮散這一類同系統的藥，因爲這些藥都是健脾補氣的藥，她吃著吃著，身體功能就恢復了。蓮藕汁這一味藥也是非常好的，荸薺、蓮藕汁、山藥，這些都是可以單獨使用的，你吃山藥也成，每天山藥燉湯、山藥炒菜，現在很多餐廳都用山藥炒百合、山藥炒蝦仁、山藥炒蘆筍，既味美又營養。

各種腸癌

腸的問題就多了，有腸癌，有直腸癌，有結腸癌，有大腸癌。男性都亂吃東西、喝酒無度，其實腸癌啊、胰臟癌啊、胃癌啊，幾乎都是同系統的，基本上十二指腸與胰臟是幫助小腸消化吸收的。

胃就像一部果汁機，也像洗衣槽的攪拌機，把食物粉碎，所以胃液是強酸的，把食物粉碎了以後，粗糙的就帶到大腸，刺激大腸蠕動，然後變成糞便，排出體外，所以爲什麼說大便不好的人、不順暢的人，都建議你多吃纖維質的東西。要預防大腸癌也是一樣，就是要多吃一些纖維質的東西、碳水化合物的東西；有關精微物質的部分，就交給小腸，但是小腸本身並沒有辦法吸收，它是無福消受，一定要靠十二指腸液和胰臟的胰液分泌，來幫助小腸吸收。小腸吸收好了以後，脾臟就負責運輸、分配。

我們說脾主運化、運輸和生化，脾統血。這個脾是廣義的，包括小腸、十二指腸、胰臟，所以現在有十二指腸的病變、有直腸的病變、有結腸病變，最後到了直腸肛門，一系列的病變。

肝癌

生活的壓力，生存的競爭，導致心理鬱卒，因此罹患肝病的人愈來愈多，出現肝腫瘤的病患也愈來愈多。到今天爲止，現代醫學把肝病分成很多種類，卻沒有藥物治療，對肝腫瘤、肝硬化的病患，我們有幾個藥方處理：你不快樂，我就給你逍遙散，吃了肯定快樂逍遙，這個名字老祖宗取得好，這個方子在宋朝陳師文先生編的局方裡，全名應該叫太平惠民和劑局方，意思就是這本書裡面所收錄的方劑都是很平和的方，像生脈飲、逍遙散、四君子湯，這些方子縱使不能把病治好，也不會吃出問題。

其實有很多方是不能常吃的，治療到一個階段緩和下來後就要停藥，這才符合《內經・素問》所講：「大毒治病，十去其六；小毒治病，十去其七；無毒治病，十去其八；常毒治病，十去其九。」最後用穀肉果菜食養盡之勿使過也。老祖宗兩千年前就告訴你，治療腫瘤病，最後還是要靠天然的東西來收拾殘局，培養抵抗力，培養正氣。

但是穀肉果菜還不能太過，你喜歡吃蘋果，一次吃三個看會不會出狀況。中華電信有個高小姐肚子痛，我說你一定亂吃東西，她說沒有，只吃了十個奇異果，一次吃十個，不出狀況才怪。還有位王小姐，一次吃七斤半的龍眼，吃到淋巴腫瘤都跑出來了，你看看有多糟糕！任何東西都要節制，沒有節制肯定出狀況。

我用逍遙散，用加味逍遙散，加味是由逍遙散加上兩味，第一味是梔子，第二味是牡丹皮。

牡丹是非常漂亮的花，和芍藥一樣，都屬毛莨科植物，花很像，葉子也很像，但一個是多年生的草本，一個是小灌木，可是外觀不容易分辨。牡丹皮是非常好的活血化瘀的藥，用途很廣，逍遙散裡有，六味地黃變化出來的一系列處方裡也用到，六味地黃有六味藥，加肉桂、附子就變成桂附八味，加知母、黃柏叫知柏八味，裡面都有牡丹皮，因爲它是活血化瘀的藥，腫瘤病會用到。梔子是很好的消炎藥，茜草科植物，也有利於活血化瘀。

再來就是小柴胡湯的一系列處方，小柴胡湯變出大柴胡湯、逍遙散、加味逍遙散，小柴胡湯共七味藥，對肝膽有很好的作用：如果會嘔吐，有半夏、生薑；發炎現象，有黃芩，日本有十二所大學合作研究過，對肝膽病變及現在最棘手的現代黑死病——也就是ＡＩＤＳ——拿這七味藥來研究，結果顯示柴胡對抗ＡＩＤＳ有作用，但是不明顯，黃芩效果不錯，人參對增強人體的抗病力，本來就是很重要的角色，半夏沒有作用，甘草有作用。

單一味甘草有效，單一味黃芩有效，但是不如小柴胡湯七味藥組合起來對腫瘤的作用，而小柴胡湯去掉人參、甘草，加枳實、大黃和芍藥就變成大柴胡湯、小柴胡湯，對體質虛弱的人能發生作用，它一方面能治療，一方面能預防，讓病毒遠離。體質壯實的人用大柴胡湯，肚子脹、便祕的人更加合適，因爲裡面的大黃可以把積聚在腸管裡的糞便排除掉。

小柴胡湯又可變出柴胡桂枝湯、柴胡桂枝乾薑湯，這柴胡桂枝乾薑湯是治療肝腫瘤常選用的處方，因爲裡面有軟堅的藥牡蠣，生長在海裡的動物、植物、礦物都有軟化的作用，所以奉勸大家每天多吃海裡的動植物，對腫瘤的預防一定有很好的作用，如果沒有甲狀腺病變的人，天天吃一點海帶、髮菜、海苔，一定會把腫瘤軟化。

胰臟癌

在所有消化系統裡面，最難纏、最棘手、最不好處理的，就是胰臟癌了。早期會誤導，把它當作一般腸胃病在看待；等到問題發生，確定是胰臟癌了，到生命結束之間有的很快，不要一個月。我前後大概看了應該不止四、五例，有的很快就結束，最遠的是從台南來的，很年輕，才三十幾歲，女性病患，痛到沒有辦法坐立，到我診間是跪在地上，她自己有自知之明，沒有多久就往生了。我也看過一位住苗栗銅鑼的老先生，也看過一位台南東山鄉的。

◎最難纏、最疼痛

肝癌、肝硬化的病患到末期非常痛，不過再痛也痛不過胰臟癌的病變，胰臟癌的痛會痛到嗎啡、大腦阻斷劑都無法止痛。現代醫學通常採用斷食療法，因爲我們吃的東西靠胃消化，消化完後的物質，粗糙的就送到大腸，精微物質就交到小腸，但是小腸沒有辦法直接吸收，要靠兩個單位的分泌，一是十二指腸，一是胰臟，以製造一個中性的吸收環境。

人是中性的動物，但胃是酸性的，胃中消化的食物直接交給小腸，小腸無法吸收，必須仰賴胰臟和十二指腸的分泌，所以吃得愈好，十二指腸、胰臟的負擔就愈重，也因此營養價位愈高的國家，罹患胰臟癌的機率愈高，例如胰臟癌在美國死亡都排名前五名。由此類推，吃得愈清淡對健康愈有幫助，吃得愈油膩對身體愈不好，尤其年紀大的人，要常常提醒自己，自己的腸胃消化機能已經不是三、四十年前的了。

胰臟癌病變到目前爲止，坦白講我的印象裡面好像還沒有成功的病例，因爲早期很多人一直把它當作一般腸胃病，吃那些腸胃藥，都不太理想，等到已經確認是胰臟癌，再來找你當然是吃力不討好。一開始發現胰臟癌病變來找你的幾乎沒有，到最後經過大醫院確診是胰臟癌病變來找我們的話，我們只有收拾殘局。

柴胡系列的處方，理論上來講應該是效果不錯的，但是你接手以後一直到往生，時間很短暫，還來不及觀察他的療效、來不及評估他的療效，他就已經死了。所以我們現在也很難，除非與大醫院結合，到大醫院去有一個好處，因爲你會寫切結書，所以有任何三長兩短，不是我們的醫術不好，而是你的運氣不佳。

胰臟癌有時候儀器照不到，所以胰臟癌的病變人數是比較不多，可是發展得很快，胃癌的病患很多，直腸癌也多，結腸癌的病患也很多。胰液分泌是幫助小腸的吸收，在早期發現胰臟有問題的話，處理方式都是用斷食療法，就是讓你少吃東西，如此胰臟胰液分泌不是就不用負擔那麼重了嗎？你的十二指腸的分泌不就負擔減輕了嗎？就是這樣處理，所以儘量少吃油膩、少吃高營養的東西。在先進國家來講，胰臟癌的比例更高，像美國他們牛排吃三分熟、五分熟的，造成胰臟的病變更多，事實上那些牛肉裡面搞不好有寄生蟲。

◎斷食療法

當台灣經濟最榮景、股市在一萬兩千點的時候，有很多人很囂張，在國賓飯店對面有一個日本料理店，一客牛排的套餐一萬多塊錢，我曾經受邀去這家日本料理店，他的牛肉是從日本坐飛機空運過來的，據說他的牛是喝啤酒的，這樣子的話，脂肪沉澱就比較少，聽說肉質很嫩，那一天我是沒有吃這一客牛排，因爲我說你不要給我這一客，爲什麼要吃到一萬多塊，我說你給我炒一盤米粉就好了，平常路邊攤是二十塊、三十塊，到那邊你就算兩百塊的話，我們也比較吃得心安理得。所以這一客空運的日本牛排我沒吃過，然後看到血淋淋的，那個三分熟就是血淋淋，五分熟還是血淋淋，到七分熟大概就一點紅紅的，不會有血水，我吃不下去，聽說是很嫩，但是我吃不下去，所以生魚片還好啦，看到那個牛排，我就有點噁心。這樣一來，引發胰臟癌的機率就比較高，你胰臟發炎啊，有些醫師就叫你少吃，這就叫做斷食療法。

斷食療法其實在佛界老早就有了，他們叫做齋戒日，最常聽到的就是過午不食，很多出家衆，過午時就不吃東西了。他們很早就起來，每天早上兩點，在美國已經往生的宣化上人，他有弟子回來給我看過，也邀請我到美國去專題演講，講養生保健。聽說他們每天早上兩點鐘就起來作早課，過午不食，所以有時候他們只吃兩餐，所以你看很多出家衆都瘦瘦乾乾的，尤其是淨土宗的，他們對佛教戒律守得很嚴，最有名的就是弘一大法師，他在整個的藝術生涯最顛峰的時候，毅然決然的就退隱出家，嚴守佛教的戒律過午不食，有六個齋戒日，一個月裡面有六天，所以這個叫做斷食療法。

在《黃帝內經》以及孫思邈先生的千金方裡面，孫思邈的千金方有兩本，一本叫做《千金要方》，一個叫做《千金翼方》，在《千金翼方》裡面他就提到，傳統醫學老早就在講究這種斷食療法，稱做「辟穀」，辟就是避開，避開就是避掉減少吃東西，這個穀就是代表所有的食物，所以辟穀就是斷食療法。雖然我們的老祖宗老早知道了，可是傳到日本以後，斷食療法變成一個專科，甚至於還蓋了許多斷食寮，讓患者到斷食寮裡接受斷食治療。

台灣也有人在做這一行，但是你要做斷食療法的話：第一，先要充分蒐集斷食療法的資料；第二，要經過醫師對你的體能的鑑定與評估，看你有沒有斷食的條件；第三，要接受有斷食治療經驗的醫師或專家的指導。經過這三個步驟，你才能夠進行斷食的治療，否則的話，會得到適得其反的效果。

斷食——也就是辟穀——的用意何在？是要讓腸胃能夠清除乾淨，腸胃裡面沒有宿便或食物囤積，就不會產生毒素；沒有毒素，就不會干擾身體；不干擾的話，就不會在某一個局部這裡痛、那裡不舒服了，這是有道理的。包括要減輕你的體重，透過這種辟穀的斷食療法，絕對能夠達到相當的效果，辟穀並不是叫你全部東西都不要吃，水分是一定要供應的，還要補充適當營養以維持體力，所以一定要有專家指導。

斷食療法也可以說是消除各種腫瘤的一個很好的治療方法之一，清除宿糞、清除堆積的廢物，這樣廢物就不會滲透到你的血液，血液裡面就不會有那些毒素在身體裡面到處流竄，因爲毒素到達哪一個部位就引發那一個部位的病變。其實有很多癌症，尤其是消化系統方面的疾病，絕對可以用這種方法。

血癌與骨髓移植

現在血癌的病患多得不得了，我有兩個很年輕、很小的病患，一個是從宜蘭縣五結鄉來的李小朋友，一個是還沒上小學的陳小朋友。李小朋友即使給他打了血小板，指數還是零，實在很恐怖。西醫一籌莫展，除了化療就是放療，要不然就是作骨髓移植，但是骨髓移植哪有那麼簡單，還要經過ＤＮＡ比對啊。

有一位東吳大學微生物系的林同學，每天晚上都晚睡上網，結果有一天感冒，濾過性病毒就破壞他的血液，變成血液病，檢驗指數當然不正常，本來我們給他調整得都很好了，結果沒想到有一天感冒，濾過性病毒破壞他的血液轉變成血癌，牙齦大出血，血液像噴射式地湧出，就到某大醫院掛急診，在醫院那邊一直觀察，要準備作骨髓移植。他老爸老媽如果能夠捐贈的話，那當然沒有問題，但是不合適，後來把他的姊妹從美國找回來，作DNA比對還是不行，那就只有等了。等待骨髓移植的患者當中，有人等了五年，繞了六十幾個國家，最後才發現新加坡有一個人的骨髓可以捐贈給他，所以科技有科技的好處，科技有科技可愛的地方。

◎小心感冒病毒

現在我們看到血癌的病患不僅很多且年齡層很低，有的一週歲，一歲多的也有，不論老少會導致血癌的因素，第一個最重要的是感冒。感冒的病毒會破壞血液，現在我們看到一感冒就引發的病例，當然人之所以會感冒的原因，是因爲過度疲勞，導致免疫功能低下，病毒破壞你的血液就形成血液病，破壞呼吸系統就可能出現喉嚨痛，破壞眼睛的話就造成角膜炎、結膜炎，破壞鼻子就變成鼻竇炎，或者是鼻子的問題，破壞耳朵就變成中耳炎、內耳炎。另外就是太累，太累了以後看你的某一個局部功能較差，受到影響的機率增大。

舉我自己的例子來講，因爲長年累月的疲勞、透支體力，一疲勞抵抗力就低下，所以我在一九九一年十一月二十號因爲外感罹患了急性腎盂腎炎，或者簡稱叫做急性腎盂炎。腎盂腎炎急性發作的時候腰會痠痛得不得了，身體上下兩節有一節好像不是你的，非常非常的不舒服，送到三軍總醫院，一定先要作一些例行的檢查，血液檢查結果，發現血小板偏低得很嚴重，正常血小板是十五萬到三十萬，結果我的血小板低到只有剩下七千，他們第一個考慮，會不會是脾臟有問題。

因爲我們人體本身就有一個自動調節系統，當你發現血小板偏低的時候，第一個考量：會不會是你的血液被自己的脾臟吃掉了，那麼就要作超音波的檢查，作超音波檢查發現脾臟很好沒有問題。第二個考量就要看你的骨髓造血的機能怎麼樣，要觀察骨髓造血機能的話就要作骨髓穿刺，但骨髓穿刺會留下一些後遺症，民間稱骨髓穿刺叫做「抽龍骨水」，留下的後遺症就是會腰痠背痛，尤其天氣變化的時候，會有很明顯的症狀出現，所以平常的人不太願意接受抽骨髓的。抽骨髓當然第一個是看骨髓的造血機能，如果造血的機能沒有問題，就是要看你有沒有病毒，如果骨髓製造出來的血液一製造就被病毒給破壞了，那當然就危險了。

我是不讓他抽骨髓的，所以那位醫師說，這樣子好了，那就改抽你胸骨的骨髓。不管是抽脊髓或者抽胸骨，總是危險性很大，一般都會要你寫切結書的，不要說抽骨髓作這個胸骨的穿刺，光作血管的顯影照相都要你寫切結書，不是我的醫術不好，是你的運氣很差，萬一有個三長兩短，不能怪我，因爲是你自己運氣不好，所以通常都會要你寫切結書。總之，十一月二十號我住進三總，除了作些檢查以外，對於骨髓的穿刺與胸骨的穿刺，我是肯定拒絕的。

◎脾臟腫大，活血化瘀

一般脾臟有問題的話就會腫大，把你自己的血液吃掉了，你的脾臟就會腫大，西醫就可以研判，但脾臟腫大他們也沒辦法治。中醫可以用活血化瘀軟堅散結的藥，吃了以後脾臟就會慢慢消減下來。有一位國小五年級的黃姓小男生，在某大醫院看了三年多的慢性肝炎，結果看不好；後來發現他的脾臟比同年齡層的脾臟要腫大一倍，三年多未見好轉，精神體力都很差。

我給他治療以後脾臟就縮小了，恢復正常人的脾臟，西醫就覺得很奇怪，爲什麼會縮小呢？事實上他們不了解，我們是用活血化瘀的方法，肯定讓你的脾臟恢復正常。我們剛剛講用這個活血化瘀的方法，散結軟堅，就能讓那個腫瘤軟化、讓他縮小，最後恢復正常，因爲體力比較差，不然以他的聰明資智，考取建中是沒有問題，最後差一分，考取師大附中。

再說我自己的例子，我十一月二十號掛急診，除了作例行的檢查以外，事實上他也沒辦法給我治療，因爲他沒有藥，除了類固醇以外，也只有類固醇，所以給我的那些藥我一顆都沒有吃。就這樣觀察了五天，作該做的檢查，包括心電圖、血液檢查，然後再觀察後續發展，結果沒有用，我就在十一月二十五號離開醫院。

三總我有很多的好朋友，當時核子醫學部的主任陳威廉先生、醫學工程部的主任張福庚先生、風溼過敏科的徐鋼先生和他太太張木蘭都是醫師，每天都跑到病房來看我，問我怎麼辦？怎麼處理？最後我要出院的時候有一個核子醫學部的組長廖元智問我說：「我每一天的醫學報告都給你影印了，你要不要帶回去？」我說：「我帶回來幹什麼？帶回來每天看到我自己是一個病患，一個血液病的病患，那我帶回來幹什麼呢？」我說我不要。

從八十年十一月到現在，我對我自己的一切一概不知道，我的血液怎麼樣、我的心臟怎麼樣、我的血糖怎麼樣、我的血壓怎麼樣，所有的一切我都不得而知，到現在已經十二年多了，我一概不知道，我也沒有去檢查。當然我天天都在痛，天天都在不舒服，但是我不理他，我不在意。我如果接受他的化學治療、放射治療，甚至什麼骨髓的移植，那我現在還活著嗎？我想可能還是有問題，所以你不理他，就沒有問題了。

有一個退伍軍人鍾先生，他有一年就是生病發燒感冒，然後送到某大醫院，一抽血檢查，不得了了，白血球高到幾十萬，正常指數是一萬以下，他高到幾十萬，六、七十歲的年紀了，醫院也是一籌莫展。他的孩子就接我去醫院看，我給他用濃縮科學中藥，吃到第五天白血球就恢復正常了。所以你說現代醫學有時也有瓶頸！

還有一位餐廳老闆蒲先生，退伍軍人，浙江人，結果也是一樣，白血球高到幾十萬，甚至嘴唇腫得跟豬八戒一樣，大醫院也是無可奈何。我給他吃了藥，起碼他嘴唇的腫很快就退下來，然後白血球逐漸下來。另一個從宜蘭來的嚴小姐，白血球最高到一百八十萬，吃了藥以後很快就下來，下來以後又跳上去，宜蘭羅東的某醫院就一而再、再而三的要給她作化學治療，我建議她最好不要接受，最後吃了藥以後，不到兩三個月的藥，現在起碼是情況大有好轉。

治療的方式，有外感的話，就優先處理外感；沒有的話，我們就專心處理血液的問題了。白血球偏高就是表示有發炎，一些抗病毒的藥就會用得到，像金銀花、連翹、白虎湯的變方、玉女煎，這些都會用得到；如果是偏低，那就表示免疫功能低下，那我們就一定用健脾補氣的藥。健脾補氣的藥可多了，四君子湯、五味異功散、六君子湯、七味白朮散、參苓白朮散、香砂六君子湯等等，都是健脾補氣的藥，山藥、玉竹都有健脾補氣作用，黨參、黃耆也是，但是有感冒時黃耆基本上是不用的。白血球偏低需健脾補氣，偏高就用清熱解毒，造血機能有問題的，就用腎氣丸之類的，加一點補血的、止血的藥，吃了以後症狀明顯改善。

◎生活作息最重要

有位一九九七年十月出生的鄧小妹妹，在九九九年八月，某大醫院的小兒血液腫瘤科評估要換骨髓。她來我這裡看診時，血小板不到一萬，白血球不到一千，血色素只有大概四點幾。吃了兩個多月以後，最先改善的就是血色素；血色素一升高，她的白血球、血小板就跟著升高。她是我最成功的一個病例了，到十月就發現不需要換骨髓，前後才兩個月，醫院檢驗科的醫技人員，還有主治大夫，都覺得很奇怪。

那位主治大夫的媽媽就住在這附近，她的血小板也只有四萬，而且已經很長久的一段時間，那位醫師就叫他媽媽來我這裡看。第一診來看，檢驗報告是四萬，第二診吃了一個星期的藥以後，就變五萬五，很明顯增加了一萬五，第三個星期又升高到七萬。後來她也覺得沒有什麼毛病，我也認爲沒有必要吃藥。我把自己的狀況告訴她，我說我連藥也沒有吃，而且也根本不知道現在血小板是多少，我不願意做檢查，檢查除了嚇你自己以外，又能怎樣?當然我是可以自己處方用藥，但一般的人檢查了以後，發現情況更不好，每下愈況，那是不是天天哭、天天緊張嗎?

現在血癌的病患要比腫瘤病的還要多，環境、病毒、飲食、生活作息都有影響，其中作息是最重要的一個因素。我會特別交代，像小朋友的話，我說炸鷄塊、炸薯條食物你是絕對不能吃，一定要吃得很清淡，絕對絕對不能吃那些垃圾飲料、垃圾食品，這個是非常重要的，那些小朋友都還滿能夠接受的，反而有些大人病患不守規範。

淋巴癌

有位鍾先生的腋窩下長了一個淋巴瘤，本來像鷄蛋黃那麼大，挖掉沒多久又長，長得像乒乓球那麼大，再挖掉後又長，而且長得像鷄蛋那麼大，挖掉後又長得像橘子大、葡萄柚般大。這樣一直長一直挖，一直長一直挖，不是辦法，索性把膀子砍掉，但即使砍掉膀子，也擔心會轉移？當他膀子砍掉後，病患請我去三軍總醫院看診，我開了像加味逍遙散、眞人活命飲、蒲公英這一類的藥。

我看過的人數至少超過幾百例以上，發現這樣用藥效果非常理想，我都是以加味逍遙散爲主，然後加蒲公英、天花粉、浙貝母、神麴、香附，吃了以後效果非常好，不用割除。其實我可以告訴你，有的根本就是不痛不癢，有的已經有分泌物的話問題就比較嚴重。像翡翠水庫有一個湯小姐，她的乳房不僅有分泌物，流出來的還是紅色的血水。她不敢面對現實，因爲擔心會變腫瘤，所以一個星期吃不下，哭了一個星期，一個星期睡不著，症狀不但不會改善，只會愈來愈嚴重，因爲你吃不下、睡不著，身體的抵抗力就更差了。

過去我幫她看好兩種毛病。有一天，她接我到翡翠水庫去演講，我在車上聽到她「呃！呃！呃！」一直打嗝，我說你這個打嗝有多久了？她說有五、六年了，我說沒有治療嗎？她說有。找誰治療啊？西醫的不講，中醫他說找某某醫師。我說奇怪了，這本來是很容易處理、很容易解決的問題，爲什麼會拖那麼久。我說你把手伸出來，我就在她內關用力按壓一下，直到我演講結束，回程沒有聽她打嗝了，五、六年的打嗝就這樣好了，沒有吃藥，只按壓內關。她因爲打嗝所以導致結婚五、六年仍不孕，不孕的部分我開藥給他吃，用當歸芍藥散、加味逍遙散的方子，隔年她就生了一個女兒，取名叫蒂伊，我說生女兒叫第一，那生男生叫冠軍囉！

後來她來會被人倒帳，倒了幾百萬，也不敢再生孩子，情緒受到影響，就出現這個狀況，乳頭分泌出血水來。她想到幾個毛病都是我幫她看好的，所以跑來找我。我說你這個憨呆了啦，自己這樣哭一個禮拜，一個禮拜睡不著吃不下。我用加味逍遙散加味，吃了一星期就不再流血水了。如果流血水還有惡臭的，分泌出來的味道很難聞，就表示身體裡有潰爛化膿的現象，這是比較不好處理的。其實有硬塊的比較相安無事，比較好處理，最可怕的就是剛剛講的，有惡臭、分泌物等；但只要能配合耐心服藥，症狀會趨於穩定。

不過有時候很難，因為來診病患很多，我們沒有那麼多時間給予心理治療，一般像這種人我們最好想辦法開導，讓他做好心理建設，對自己有信心，對疾病不會害怕，是很重要的因素，你對疾病不會害怕，自己有信心，再加配合飲食、作息，才有效果。

其他癌症

有的人貪口腹之慾，這實在很危險。很多年紀大的人常常肚子悶悶脹脹的，排便排不出來，甚至已有幾十年便祕，罹患腫瘤的機率當然就特別高。吃喝拉撒睡是人類生理的本能反應，忍尿是最壞的習慣，造成男性的攝護腺肥大，男性攝護腺肥大的病患愈來愈多，攝護腺癌，完全尿不出來，做尿道擴張術還是尿不出來，所以不要忍尿。

對攝護腺肥大、攝護腺癌的病患，我們用豬苓湯，搭配桃核承氣湯，桃核承氣湯有活血化瘀作用，對攝護腺癌、膀胱癌都有效，豬苓湯和五苓散有兩味藥的出入，五苓散裡有白朮與桂枝或肉桂，豬苓湯裡有滑石、阿膠，其他三味藥都一樣：豬苓、茯苓和澤瀉。澤瀉是利尿劑，豬苓、茯苓不是直接利尿劑而是增進氣化作用，那是因為老祖宗很厲害，兩千多年前就知道，很多藥是先作用到腦部才產生利尿效果的。

有位報社的副刊主編來找我的時候，已經尿血尿了十三個月，每尿必血，馬桶都是紅的，他幾乎快崩潰。去醫院泌尿科看，醫師說是攝護腺炎，但吃了一年多消炎藥還是沒有用，我就用豬苓湯加蓮藕，蓮藕是非常好的修補藥，對身體從頭到腳任何一個地方都能發生作用，屬於睡蓮科，睡蓮科植物的強韌生命力簡直無法形容，青海乾涸的河床發現沉埋的蓮子，經科學鑑定，已有千餘年歷史，經剉開種植，竟然發芽成長。更神奇的是在澳洲發現包裹在蜜蠟裡的蓮子，經過鑑定已有三、四千年歷史，種植後竟然也長得欣欣向榮。我在想如果把人包裹在蜜蠟裡說不定還能活，當然這是需要特殊的技術，有待研究生命工程與生命科技的人來開發。睡蓮科的植物對人類生命的延長一定有很大的幫助，所以選擇食物時可以儘量選擇睡蓮科的食物如蓮子、蓮藕，蓮藕可以打汁或榨汁。

有一個洗腎的許姓男生，他到林口長庚找我時，尿毒指數二二三，肌酸酐的指數一〇•五，我開了濟生腎氣丸、豬苓湯、仙鶴草、蓮藕、白茅根、冬瓜子。平日的食療部分，我建議他每天打五百CC的蓮藕汁喝。兩個星期後，他的尿毒指數下降到九九，肌酸酐指數下降到五•四；一個月後尿毒指數到八七，肌酸酐指數到四•二。藕粉像油漆又像水泥，可以把血管修補好，清除腦血管阻塞；換句話說，平常應多吃蓮藕或荷葉蒸排骨、荷葉蒸水餃等，荷葉可以化瘀，荷梗、蓮子、蓮蓬，從頭到腳都可以用，神奇得不得了。

至於仙鶴草，有的說它是薔薇科，有的說是爵床科，是很好的止血劑，可以加元參、地黃，一吃血尿就改善了。彰化洪老先生，七十二歲，在某大醫院作過四次尿道擴張術，一滴尿都尿不出來，我用豬苓湯、桃核承氣湯加懷牛膝、車前子、木香、冬葵子，一包藥就尿出來了，不可思議。

女性有婦科專屬的腫瘤病，乳癌、子宮頸癌、卵巢癌這一類，乳房腫瘤的話用逍遙散加減，因爲肝經走到乳頭，而且環繞生殖器，所以用逍遙散、加味逍遙散；加蒲公英，蒲公英是菊科植物，單一味蒲公英就可以治療乳房腫瘤；加金銀花，金銀花屬忍冬科，本來就可以預防腫瘤，我每次都會介紹，金銀花五錢，黑豆二兩，甘草三錢用六千CC水煮四十分鐘，當茶喝，全家人喝就可以預防腫瘤，不要再喝垃圾飲料。

腫瘤靈藥：仙方活命飲

總之，很多的腫瘤病，我們會朝著活血化瘀、軟堅、散結這幾個方向考慮；治療的同時再補正驅邪，這是很重要的。

仙方活命飲，我們用來治療從腦袋瓜子一路下來的腫瘤，因爲它有散結的藥，又有潰堅的藥，以及軟堅的藥，有解毒的藥。剛剛講的金銀花，屬忍冬科植物，意思說冬天再冷下霜雪，它都不會掉葉子，生命力超強，可以預防腫瘤。

大家都怕死了腫瘤，那你就用黑豆、甘草，這兩味藥叫解毒湯。

我們經常談到，台灣的環境實在是太髒亂了，天天不曉得吃了多少有毒的東西，那些蔬菜水果，只要一碰到颱風下雨，早上撒的農藥下午就採收，反正肉眼也看不到，也沒辦法隨時拿機器測試含的毒素有多少。我親眼目睹一個老太太賣菜收市的時候，菜很漂亮，她就丟掉，我問她那麼漂亮的菜爲什麼不帶回去，她說那有撒農藥，意思就是你們買回去吃的是你家的事，她自己要吃的她留一塊地專門種，不撒農藥。她還跟你講，不要看那些菜長得醜醜的，肯定沒有農藥。

我有個住台南東山的學生，家裡種很多水果，每一收成就會寄些過來，還特別打電話告訴我，說不要看柳丁長得不漂亮，但是你放心絕對沒有撒農藥，意思就是長得很漂亮的大都是有農藥的，黃豆芽、綠豆芽愈肥愈胖的愈有問題，都用生長荷爾蒙培養的，很可怕。你回家拿個容器，把綠豆、黑豆放入容器，天天加水，看要幾天才會長出那麼高的芽，總得一個星期才長得出來，但是他們只要三天就可以讓它長得又肥又高，什麼道理，就是生長荷爾蒙啊，這也是造成今天很多腫瘤的重要原因之一，動植物皆然。

小柴胡湯系列治療癌症

我們用小柴胡湯這一系列的方，柴胡龍骨牡蠣湯也是從小柴胡湯變出來的，可以治療很多的腫瘤病，還包括中風、腦部受傷瘀血。它裡面有大黃，另外會用茵陳五苓散，它是專門利膽的，茵陳本身專門作用在肝膽，所有的菊科植物對肝膽都有很好的效果，茵陳就是菊科植物。大家在選擇食物時，不妨多選擇菊科植物，菊花可以泡茶，牛蒡有預防中風的作用，咸豐草、蒼耳子、茼蒿都是菊科植物，平常多選擇菊科的蔬菜或藥物，對肝膽一定很有作用。

基本上，會罹患肝膽病的人常有溼熱體質，造成溼熱大部分是人爲的因素：喜歡吃冰冷的東西，人的體溫是三六・五度，一碰到零度的東西就會收縮痙攣，馬上影響到生理機能，再加上過度勞累，喜歡喝酒，都會造成心理的壓抑，就造成肝膽病。五苓散裡有豬苓、茯苓，與靈芝、木耳、香菇一樣都是蕈類，但是豬苓寄生在楓樹底下，茯苓寄生在松樹底下，本身有增強免疫功能的效果，所以實在沒什麼必要一定要吃靈芝、冬蟲夏草。

還有一個處方叫一貫煎，對於肝氣鬱結的人，這個方子很好用。它有補肝血的當歸、地黃，還有枸杞補肝腎，麥冬、沙參養肺陰，川楝子疏肝氣，因爲肝最怕壓抑，想生氣又不敢生氣，想發火又不敢發火，是很可憐的。

南投草屯有一個林太太，辛辛苦苦和老公奮鬥二十幾年，賺了一些錢，老公就去大陸投資，本來每天打電話，後來一個星期打一次，到後來一個月打一次。本來每個月回來，後來三個月都不見人影，顯然有問題。趕到深圳一看，原來搞一中一台，一中又年輕，又會撒嬌。孰可忍孰不可忍、乞丐趕廟公，於是與老公大吵一架。這一吵右脇就臟起二十公分的硬塊，回來到台北一家大規模的醫院診治，醫師叫她回家辦後事。我覺得有道理，你又爭不過人家，天天生悶氣，肝氣鬱結，怎不生病？

經由她的親戚陪同來診，我給她用四逆散，四逆散也常常用來治肝膽病，有柴胡、枳實、甘草、芍藥，止痛又能疏肝氣，再加川楝、香附，香附是非常好的行氣藥，作用在十二經，奇經八脈都會產生很好的效果，一吃腫塊就都不見了，我們這樣一路下來，雖然不一定能把肝腫瘤、肝硬化治好，起碼會讓它的症狀比較穩定，或者延緩生命。

食療與心療

少陽病可以體位來區分，胸腔淋巴系統可歸在少陽的範圍，身體的兩側也屬少陽管轄，外眼角、頸部、耳朵有問題時，都要找少陽處理，耳朵癢、耳朵痛、耳鳴、耳朵化膿發炎現象，都可用小柴胡湯加減，外眼角有毛病也用小柴胡湯加減，淋巴結及淋巴腫也是由此處理，效果都可以肯定。有硬塊一定要用散結、軟堅的藥，天花粉、浙貝母散結，牡蠣的外殼則是軟堅的藥，夏枯草、青皮（未成熟的小橘子晒乾）、天花粉都是散結的藥，牡蠣、海藻、昆布、干貝、海參、墨魚、海蜇皮都是軟堅的藥，海裡的動物、植物、礦物都有軟堅的功效，常吃海帶、紫菜、髮菜對便祕有效，有腫瘤也可軟化。炸的東西最不好。

先前《聯合報》上介紹過林務局的孫研究員夫妻倆，都罹患腫瘤病，每天除了喝牛奶，幾乎都從生機飲食來治療腫瘤，林場大概有四百公頃，他只選擇兩種植物，一個是樟科，一個是殼斗科植物，長期使用，腫瘤竟然慢慢消解，千萬不必要緊張。

有時候我發現，疾病眞是人想出來的，我記得有個來看診的病患，皮膚顏色非常蒼白，顯示有惡性貧血，白中還有一點黃，他就擔心有沒有肝病。我問他爲什麼會想到肝病，他說因爲他父親就是死於肝癌，只要是母系或父系有人罹患腫瘤、死於腫瘤的，就會有人天天都在想。我說那豈不應證「心想事成」這句話，你天天想天天想，沒有的事都被想到有。

我也相信，眞的很難得有灑脫的人，一般人聽到腫瘤就自怨自艾，我的看法是要先接受事實。記得花蓮鳳林有位彭媽媽，七十歲那年，五十歲的兒子就肝硬化死掉，她就天天哭，天天睡不著。她另一個兒子帶她來看我，第一次來我就對她說：「你最好繼續哭，拚命哭，最好把眼睛哭瞎了，我保證你兒子會回來！」就這樣一句話，她就悟了，因爲就算你眞的把兒子哭回來，你也看不到了，有什麼路用，那天晚上就睡著了。她聽懂了，她沒有讀書，但是一句話就懂了，所以有時候我們治病是要用方法的。

置之死地而後生也是一個方法。台北銀行有個女行員，一天到晚自怨自艾，總認爲自己爹不疼、娘不愛，兄不友、弟不恭，看到人家三五個人聊天就懷疑是在批評她，她來看病，我告訴她：「像你這樣早一點死掉好！」其他人聽到都嚇死了，提醒我說她等一下如果去跳樓怎麼辦？安啦，我就看準她根本不會跳樓，天天把死掛在嘴巴的人絕對不會去死，那種悶聲不響的人什麼時候跳下去，你就不知道了。這和參禪一樣，要用什麼機鋒刺激她，所謂當頭棒喝！

11 婦女疾病與不孕症

◎【醫案】不孕症

病歷號碼：66849

姓名：鄭□□　一九七五．〇三．二一生

初診：二〇〇三．〇三．一〇

主訴：一九九九年十二月結婚，三年未懷孕，臉部有溼疹，口乾舌燥

基本上，結婚三年未懷孕，就可診斷爲不孕症。鄭小姐出現經痛，伴隨腰痠背痛，乳房脹痛，飲食不節，臉部長了溼疹，她先生是賣鷄肉的，也一起來治療溼疹。因工作繁忙，口乾舌燥，又不孕，加上做試管也失敗，這對夫妻像

很多試管不孕夫妻一樣，終於想到找傳統醫學幫忙。我們中醫總是幫人善後，難怪同道經常感歎不已。

初診以加味逍遙散、甘露飲加天花粉、菟絲子、元參、香附、石斛等藥。加味逍遙散已多次詳述。甘露飲出自局方，從方劑命名大家就知道有「久旱逢甘霖」的涵義，是一劑很好的滋陰、養陰方，內有很多養胃藥，也有肝膽病的藥，從口腔潰爛、咽乾口燥、口唇乾裂脫皮、肝膽病等，都有很好的療效。天花粉、香附、菟絲子等已介紹過，沙苑蒺藜與白蒺藜是不同科屬，外觀也截然不同。白蒺藜顧名思義，外觀就像古代兵器中的蒺藜子，一般白蒺藜都長刺，用在皮膚因外感而搔癢，沙苑蒺藜神似二腎，可明顯表現功用在腎。

鄭姓女患者因工作忙碌，不能定時來看診，一個月後的四月十四日，我除了守前方外，特別加了前面提到的沙苑蒺藜，結果六月二十六日再來診，喜悅地告知已懷孕。爲了護胎與懷孕初期的妊娠嘔吐，本日我以小柴胡湯止嘔，因爲小柴胡湯內有半夏、生薑，都是止嘔聖藥。

由於鄭女士第三診又告知胃痛，腰痠背痛，所以將二診之甘露飲換當歸芍藥散加桑寄生、延胡索、續斷、木香。桑寄生、延胡索、續斷對腰痠背痛有很好的療效；木香、白芍對胃痛、背痛也有很好療效。

經過上述過程處理後，正常順利產下可愛的小寶寶，爲了感謝我們，特別送來水果，因先生賣鷄，所以滿月時送來一鍋麻油鷄酒。

不孕症

有關不孕症，我們處理的病案很多。導致不孕或孕後流產的原因不少，一般都因喜好冷飲，生活壓力大，承受家庭早生貴子壓力又大而影響腦下垂體正常功能，故首先要調經，如果有痛經要先緩解症狀，再加上老祖宗留下的婦科經驗智慧，用藥治療，效果一定很明顯。

在臨床上，因泌乳素過高的不孕症非常多。通常泌乳素高的患者，常有乳頭不自覺分泌乳汁，乳脹，生理期也會不淨而滴滴答答，中醫稱淋漓不盡。有一位林小姐，婚後三年不孕，西醫診斷爲泌乳素過高，FHS10，還伴有久婚不孕，導致睡眠障礙，且口乾舌燥，腸胃悶脹，腰痠背痛。我們在一診時就以加味逍遙散加蒲公英、香附、鬱金、鷄血藤、阿膠、大腹皮、神麴等，幾乎服藥一週泌乳素就降到正常值。

肝經環繞陰器，再走到乳頭，因此有乳房病症都用加味逍遙散，效果良好。蒲公英對乳房病變有特效。香附走十二經奇經八脈，氣病之總司，女科仙藥。神麴作用在腸胃消化系統，搭配大腹皮，對腸胃脹氣有很好療效。香附、鬱金搭配，對情緒引起的睡眠障礙有很好的療效。一般女性貧血用阿膠、鷄血藤，就是很好的補血劑。文獻上告訴我們，用當歸、黃耆稱補血湯，確實能補血，增強血色素；但對口乾舌燥，用黃耆、當歸，往往造成很多不適。我已多年不用歸耆補血湯，但是爲了促進血紅素、紅血球、血小板的回升，必須用補血劑，經我深思熟慮後，用鷄血藤、阿膠補血效果良好。

二診時，林小姐的泌乳素已恢復正常，口乾舌燥也緩解。我告知她才三十多歲，卻頭長白髮，月經量少到甚至不用換衛生棉，如此當然影響正常排卵。針對此症，本診用桂枝龍牡湯，另加丹參、旱蓮草、骨碎補，取代一診的蒲公英、香附、鬱金、神麴，用桂枝龍骨牡蠣湯是基於月經每次都淋漓不盡，一方面影響月經出血量，即生理週期無血可下，另一方面是造成子宮收縮。

桂枝龍骨牡蠣湯是出自仲景先生《金匱要略》的〈虛勞篇〉，提到男子夢遺、失精，女子夢與鬼交、半產漏下等，桂枝龍牡湯主之。半產是指懷孕二十週就流產；漏就像水龍頭關不緊，滴滴答答；大出血稱血崩，如山崩土石流；下就是一般所稱的「帶下」。所以桂枝龍牡湯有很好的安神、潛陽、鎮靜之效。尤其漏下因有龍骨、牡蠣收澀作用，而桂枝湯可調和營衛，能調和營衛即能調和氣血，氣血調和，很多病症就能痊癒，懷孕機率就增加。本診用丹參，一味丹參功同四物，可以養血。旱蓮草屬菊科植物，其汁如墨，也稱墨旱蓮。所有血液色素成淡白，我們就會找黑色素較多的藥材，旱蓮草就是其中一種。

另外是一般人熟悉的何首烏，這一味藥在很多雜誌及媒體推波助瀾影響下，以爲可以治百病。而我不喜歡用是因爲我了解它與大黃同屬蓼科植物，大家一聽大黃就害怕，因爲服大黃就腹瀉，其實服何首烏過量也會腹瀉。造成腹瀉原因與炮製過程有關。曾有一位中醫前輩，很善用大黃，他一定親自到藥行選用，並親自炮製，他幾乎是蒸熟用，稱熟大黃，引起腹瀉機率減少，何首烏亦同，要經九蒸九晒。另外，黑芝麻也確定可以改變血色素。

我多年前曾找尋一些文獻，想了解哪些藥對白髮有效，其中旱蓮草是首選，加側柏葉、石榴皮、核桃殼，確實有效，但第二次洗髮就洗掉了，這中間是否可加黏著劑，可供同道參考。我也曾找天然植物、藥材用治皮膚色素沉澱造成的斑塊，又不至於傷害人體的美白方，一定可以造福人群，學醫的目的就是幫助普天下的人。

回到本症，加骨碎補是針對林小姐的腰痛，有位銀行經理，也是長年聽我課的學生，有天他太太腰很痛，家中正好有骨碎補，請他太太服下後，竟然很神奇地止痛了。試想骨碎補對骨折都能修補，腰痛更能治癒了，就如同續斷一樣的功效。

本病案提出的目的，是讓讀者了解傳統醫學對泌乳素過高有很好的療效。內湖有位吳小姐，也是泌乳素過高，先前在婦產科注射女性荷爾蒙罔效，只服一星期就降到二四左右（正常值為二〇）。她先生從事電腦工作，非常好奇，為何服中藥一週就能將泌乳素降到標準值，他說若不是工作忙碌，他實在很想探索中國醫學的奧祕與神奇。我始終本著一個理念，希望國人對傳統醫學有深刻的認識，如此對傳統醫學的推廣才能收到良好效果。

安胎首選桑寄生

懷孕後的安胎當然也很重要。一般人的觀念，安胎應照藥物學中的黃芩、白朮，這觀念受汪昂所著《本草備要》的影響，事實上仲景先生在《金匱要略》中，將孕婦依體質做一區隔，因為老祖宗有一說法，即肥人多痰，瘦人多火，所以黃芩瀉上焦之火，白朮燥溼。但肥胖的人要用化痰藥，體瘦的人則用清熱的藥，所以《金匱要略》婦科有當歸散、牡蠣澤瀉散，就是針對不同型體用的方劑。

我個人比較常以藥物的機轉來用藥，就如桑寄生，它無根卻可以用寄生方法依附寄主供養，而能生存並欣欣向榮，枝葉茂盛，所以我用於安胎，會首選桑寄生。

重大病症

現代婦女面對家庭、工作、社會，所扮演的是多樣角色，壓力很大，身心的負擔也大，難免病症比較多，除了一些婦科常見的症狀外，也有一些重大病症，婦女都聞之色變。

我們婦科裡面就有一個病患，一天到晚發現乳房有硬塊要自我檢查。發現有硬塊，一檢查切片鐵定叫做乳癌，我問她有什麼症狀呢？除了硬塊以外，沒有什麼症狀，不痛也不癢，也沒有不正常的分泌，那樣怕做什麼？

前面提過的湯小姐，有一天發現乳頭流血水，我想一百個病患中有一百零一個都會嚇昏掉，湯小姐因此一整個星期每天睡不著、吃不下，天天哭，不知道自己到底什麼病？最後她到我這裡，服一個星期的藥就好了，如果去西醫院、去婦產科，肯定會是乳癌什麼的，一定建議開刀、做化療。但是我一個星期的藥，用加味逍遙散，加上蒲公英等，現在她人好好的。

根據美國的醫療統計，乳癌開刀每天死亡的最少超過三百個，乳癌開完刀以後，同側手臂都會腫大，有的連手都舉不起來，沒一個例外，有的甚至要做重建工作。開完刀以後，腋窩下就植皮，再怎麼弄手也一定麻，因為淋巴組織被破壞了。我看過少說上千例以上，有的人乳房有像鷄蛋那樣大的腫塊，吃吃藥就消彌於無形了。

其實，在中醫婦科中，單味蒲公英就會有效。蒲公英為菊科植物，我一直鼓勵人家多吃菊科，蒲公英、萵苣、茼蒿、牛蒡、紅鳳菜都是菊科植物的，菊科植物基本上都有清熱解毒的作用。

對現代女性來說，子宮頸癌、卵巢癌都對健康有極大的威脅，但是女性的這類癌症，大部分都是心理鬱卒比較多。現在的一些保險，在給你投保之前，會給你作免費的全身檢查，內湖一位三十五歲的薛小姐，發現有子宮頸癌零期，然後就茶不思飯不想，吃不下睡不著，整天憂鬱整天哭。後來她來找我，我就把我的心得告訴她，有些人聽得進去，大部分的人都聽不進去。她認為西醫是比較科學的，西醫有數據可以做參考，有數據報告的比較科學，但科學有什麼用呢？其實根本沒有藥醫治，除了化療就是放療，除了開刀切割就是那些治療，有人開過四次子宮頸的問題，有人開過四次乳房的問題，開了又長，開了又長，到底該怎麼辦？我就不懂，你爲什麼不思考讓它不要再長？結果割，一直割，割到何年何月呢？像鼻子毛病，割了六次鼻息肉，你說能怎麼樣？她聽不進去，這個通常都是要有緣分。

醫病關係很奇怪，你一定要有那個緣分，有一位沒有聲音十年的女老師，怎麼對她講都聽不進去，把自己多年來的所有積蓄全部花光了才想到，很多年前就有人推薦，要她來看我，她聽不進去，最後終於來了。剛開始只能筆談，但服了三次藥，聲音就出來了，而且很便宜，只花幾百塊錢，上千元都不到。

卵巢囊腫有的是良性的有的是惡性的，到今天爲止，西醫都找不到原因，爲什麼會形成巧克力囊腫、子宮內膜異位、子宮肌瘤、子宮腺瘤等等，但是有一個共同的結論，就是這些腫瘤的形成都是靠月經的供養。所以你會發現他們拿荷爾蒙給她吃，讓她吃了沒有月經，讓那些肌瘤、腫瘤、腫塊萎縮。有的就建議你，如果沒有結婚就趕快結婚，結婚以後就趕緊懷孕生孩子，因爲懷孕時沒有月經，沒有月經的話，自然肌瘤、腫瘤、腫塊就會萎縮。另外，如果年齡到了四十七、八歲，醫師會叫你忍耐，什麼意思呢？就是說忍到你更年期到了，七七四十九歲沒有月經了，沒有月經供養，那些肌瘤、腫瘤、腫塊自然就萎縮。

這些算是比較有良心道德的醫師，會建議女生早一點結婚，早一點懷孕，早一點生孩子，或者叫你忍耐，等待你的月經沒有了；沒有良心道德的醫師一看，就裝得大驚小怪，恐嚇威脅你如果不趕緊處理，將來腫瘤會愈來愈大，要趕緊開刀之類的。很多女性就這樣器官被割掉了，割掉之後就造成荷爾蒙分泌失調，分泌失調之後回頭又叫你吃荷爾蒙。明明知道吃荷爾蒙一定會引發很多問題，可是沒有辦法，就這樣讓很多女性身心受創。

中醫怎樣處理？我們用活血化瘀的藥，丹參、香附、澤蘭、三稜、牡蠣等軟堅、散結、化瘀的藥，吃著吃著有的就消失了。有一個來自高雄美濃的張太太，是所有吃藥患者中反應最明顯的，她的肌瘤有鴨蛋那麼大，大概吃兩個月就完全消除掉。

更年期不分性別

中醫的典籍《黃帝內經》提到，女生以七爲週期，二七十四歲，三七二十一歲，四七二十八歲，五七三十五歲，三十五歲開始就有皺紋，鬢腳有白髮，六七四十二白髮就出來了，七七四十九生理週期就結束了，這是原則，所以當然有例外。男性以八爲週期，二八十六歲表示成人，有生育能力，當然現在成熟得早，也有十四歲就做爹的，但總是不健康的，到八八六十四歲爲止——坦白講，不是只有女性才有更年期症候群，男性的更年期症候群就晚到六十四歲以後。

現在有很多媒體或報章雜誌在談更年期，很多女性一看就知道，每天下午會有潮熱感，冒汗、心悸、晚上睡不著覺，尤其又面臨空巢期，兒女都長大了，又不喜歡參加活動，天天在家裡胡思亂想，人家就說是更年期症候群；男性的更年期症候群沒女性那樣強烈，但也可能出現陰陽怪氣的現象，脾氣會變得很古怪、孤僻，很多動作都令人無法想像，只是男性更年期症候群比較沒有受到重視。

女性遭逢更年期，西醫就拿荷爾蒙解決，其實這問題很大。這有點像吸嗎啡、抽鴉片、吃安非他命，都屬煙毒犯，但是吃荷爾蒙比吃鴉片糟糕，有人吃荷爾蒙吃到都要崩潰，而且已經有很多報告指出吃荷爾蒙會致癌。有位六十二歲的吳太太，她的兒子得到鼻咽癌，在醫院做化療，她都陪兒子去，趁陪診之便請醫師診斷。醫師拿荷爾蒙給她吃，吃後有兩個反應，本來她五十歲就停經了，一吃荷爾蒙乳房腫起來，月經又來了，把她嚇壞了。

中醫的話，可以使用加味逍遙散，對於潮熱有很好的改善；使用炙甘草湯，心悸、冒汗的現象就會改善。炙甘草湯裡有阿膠、地黃、麥冬、人參、火麻仁等滋陰的藥，加味逍遙散裡有牡丹皮，牡丹皮是涼藥，之所以會潮熱是因爲交感神經興奮，牡丹皮就有降熱的效果，再加柏子仁、地骨皮——就是枸杞根，可以治肺結核，只要加這幾味藥，更年期的症狀就消失了。

女性一方面有更年期徵候，一方面又有骨質疏鬆現象，炙甘草湯裡的阿膠這一味藥，就可以補充膠質，不但如此，還能改善因爲流失出現的血色素偏低、紅血球偏低，甚至於血小板偏低的現象，吃一個星期血色素就上升了，紅血球就增加了，很神奇。

與腎水有關的都用腎氣丸

《內經・素問上古天眞論》中說：「丈夫八歲腎氣實，髮長齒更，二八腎氣盛，天癸至，精氣溢瀉，陰陽和，故能有子。女子七歲腎氣盛，齒更髮長，二七而天癸至，任脈通，太衝脈盛，月事以時下，故有子。」又說：「腎者主水，受五臟六腑之精而藏之。」可見腎有藏精、主水之功能。

之所以叫做腎氣而不叫腎陰或腎陽，是因爲兩者有所不同：腎中精氣是腎陰、腎陽的物質基礎，腎陰、腎陽又是腎中精氣的基礎。其中對人體起濡養、潤澤作用者爲腎陰，起溫煦、推動作用者爲腎陽。腎陽推動人體各臟腑的生理活動，爲一身陽氣之本。

腎陽充足，則人的精神旺盛、精力充沛；腎陽不足，就像釜底無薪，除了出現本臟有關症狀之外，還會影響各個臟腑的生理活動，且引起種種病變。

先天之精要繼續發揮生命力，必須有後天之精的不斷充養；而後天之精的化生，又必須依賴先天之精的活力資助。兩者相互依賴，存亡與共。因此後天之精充盈，先天之精自然充沛，機體活力和生殖能力旺盛；先天之精充足，則後天之精的化生也才能源源不絕。精能化氣，腎精所化之氣就是腎氣。腎精所以能發揮作用，是和腎氣分不開的。因此，腎精充沛，則腎氣旺盛，腎精不足，則腎氣隨之衰減。

人的生殖能力、生長發育和衰老過程，主要是由精氣盛衰所決定。由於腎氣逐漸充盛，所以人到青春期，就產生天癸，女人出現月經，按期排卵，男子精氣溢瀉等性機能逐漸成熟，而有生殖能力。

在病理方面，只要是生長、發育、生殖能力出現異常，都與腎相關。也有很多病例證實，某些月經失常、小兒發育遲緩、筋骨萎軟等症狀，是因爲腎氣虛衰所導致。臨床的表現多數有精神疲憊、腰膝冷痛、形寒肢冷、小便頻數等，也會出現陽萎、早洩、子宮虛寒不孕等生殖能力衰退的病變。所以透過補腎陽的方式，比如說，用溫腎丸就可以調整女性月經週期失調、子宮虛寒、不孕等病症。

《金匱雜病》一書中，把腎氣丸運用在改善少腹拘急、小便不利、肥胖咳嗽、糖尿病，以及女性病症等多方面病症。腎氣丸出自仲景方，首見於後漢張機（仲景）所寫的《傷寒雜病論》，由乾地黃、山茱萸、薯蕷、澤瀉、茯苓、牡丹皮、桂枝、附子組成。腎氣丸對女性許多病症都有治療效果，《內經》有云：腎藏精與志。腎所藏之精包括先天之精（指性腺分泌，也指稟受父親之精子與母親之卵子，即構成胚胎的原始物質），是生長發育的先天之本，同時也指人體本身具有繁殖後代能力的生殖之精。

健康筆記

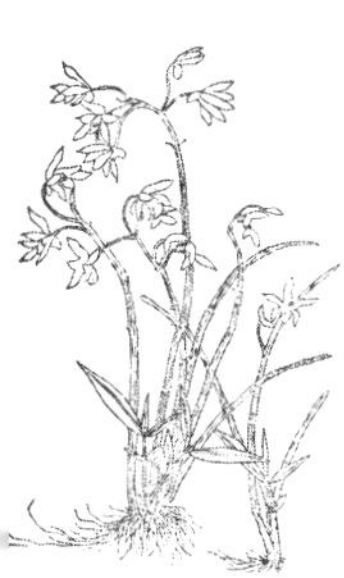

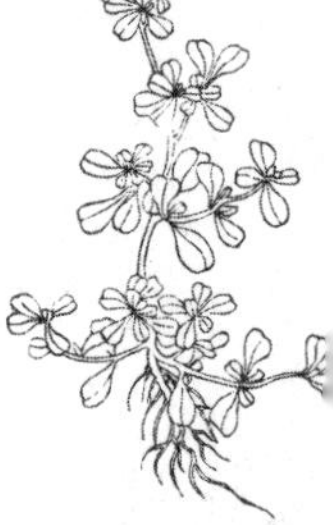

健康筆記

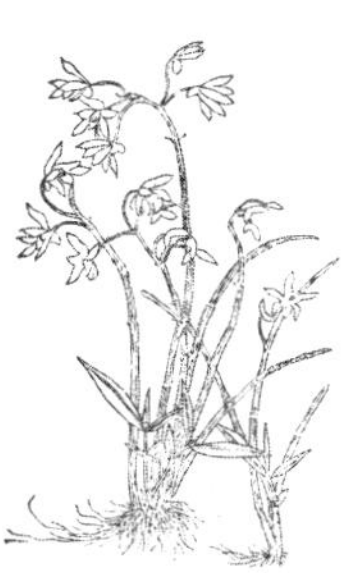

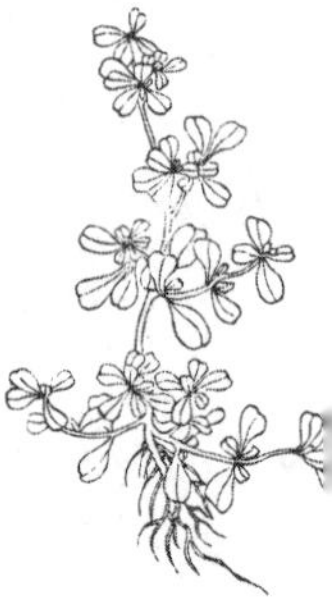

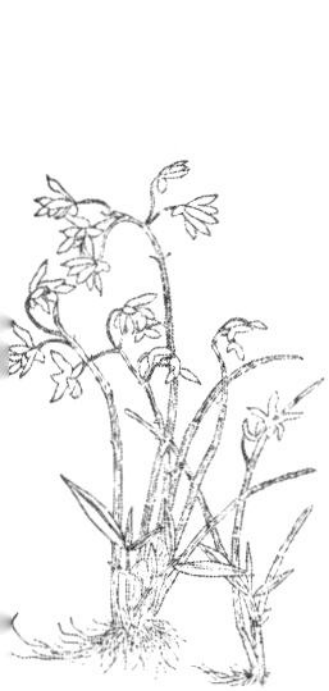